RÉGIME VÉGÉTARIEN 2025

100 Recettes La Nutrition éthique Dans la Cuisine du Futur Une approche Moderne pour une vie Saine et Durable

KLARLOCK

Je tiens à remercier ma femme Esterlyn pour les photos de couverture

CLAUSE DE NON-RESPONSABILITÉ

Ce livre vise à fournir du matériel utile et informatif sur les sujets abordés dans la publication. Il est vendu étant entendu que l'auteur et l'éditeur ne s'engagent pas à fournir des services médicaux personnels, de soins de santé ou autres services professionnels dans le livre. Le lecteur doit consulter son médecin, son prestataire de soins de santé ou tout autre professionnel compétent avant d'adopter les suggestions de ce livre ou de tirer des conclusions. L'auteur et l'éditeur déclinent expressément toute responsabilité pour toute responsabilité, perte ou risque, personnel ou autre, découlant, directement ou indirectement, de l'utilisation et de l'application de tout contenu de ce livre.

NOTE

Toutes les recettes de ce livre sont conçues pour quatre personnes. Pour cette quantité, il faut considérer les ingrédients indiqués dans les recettes. Si vous devez modifier la portion, il est recommandé d'ajuster proportionnellement les doses des ingrédients. Il est également recommandé de suivre scrupuleusement les instructions de préparation et de cuisson pour obtenir le meilleur résultat. Dans le contexte de ce livre, lorsque nous faisons référence à « une tasse » comme unité de mesure des ingrédients, nous entendons l'utilisation d'une tasse de cuisine standard d'une capacité d'environ 240 millilitres. Il est indispensable d'utiliser une tasse à mesurer pour obtenir les bonnes quantités d'ingrédients. Si vous n'avez pas de verre doseur, vous pouvez utiliser un verre doseur gradué en veillant à bien correspondre aux proportions indiquées. Voici quelques exemples 1 Tasse de farine 100 gr. 1 tasse de riz 200 gr. 1 Tasse de Quinoa 200 gr

RECETTES D'ENTRÉES

RECETTES PREMIERS PLATS

RECETTES DEUXIÈME PLATS

RECETTES D'ACCOMPAGNEMENT

INTRODUCTION AU RÉGIME VÉGÉTARIEN

Le régime végétarien est un régime qui exclut la consommation de viande et de poisson et se concentre principalement sur les aliments d'origine végétale. Ce type de régime peut être adopté pour diverses raisons, notamment des considérations éthiques, environnementales, religieuses ou de santé. Types de régimes végétariens Il existe plusieurs variantes du régime végétarien, notamment : 1. Lactoovo-végétarien : comprend les produits laitiers et les œufs. 2. Lacto-végétarien : Comprend les produits laitiers mais exclut les œufs. 3. Ovo-végétarien : Comprend les œufs mais exclut les produits laitiers. 4. Avantages d'un régime végétarien L'adoption d'un régime végétarien peut offrir de nombreux avantages pour la santé, notamment : Risque réduit de maladies chroniques :. Santé intestinale : Une alimentation riche en fibres provenant de fruits, légumes, légumineuses et Les grains entiers favorisent une bonne digestion et la santé intestinale.

Considérations nutritionnelles Bien que le régime végétarien puisse être très sain, il est important de planifier soigneusement vos repas pour éviter les carences nutritionnelles. Certains nutriments qui nécessitent une attention particulière comprennent : Protéines : Les sources de protéines végétales comprennent les légumineuses, les noix, les graines, le tofu et le tempeh. Vitamine B12 : Cette vitamine se trouve principalement dans les produits d'origine animale, les végétariens peuvent donc avoir besoin de suppléments ou d'aliments enrichis. Fer : Bien que présent dans de nombreux légumes verts à feuilles, le fer d'origine végétale est moins facilement absorbé par l'organisme que le fer d'origine animale. Consommer de la vitamine C avec des aliments riches en fer peut améliorer son absorption. Calcium : important pour la santé des os, on le trouve dans les produits laitiers, les légumes-feuilles, le tofu et les produits enrichis. Oméga3 : Les acides gras oméga3, essentiels à la santé du cœur et du cerveau.

QU'EST-CE QUE LE RÉGIME VÉGÉTARIEN

Un régime végétarien est un régime qui exclut la consommation de viande et même de poisson, en utilisant uniquement des aliments d'origine végétale, des fruits, des légumes, des légumineuses, des céréales et des noix. Selon les variantes, il peut inclure ou exclure les produits laitiers, les œufs et autres produits d'origine animale. Les principales variantes du régime végétarien sont les suivantes : Lactoovo-végétarien : comprend les produits laitiers et les œufs. Lacto-végétarien : comprend les produits laitiers mais pas les œufs. Ovo-végétarien : comprend les œufs mais pas les produits laitiers. Histoire du régime végétarien La pratique du végétarisme a des racines anciennes qui remontent à différentes cultures et traditions spirituelles. Certains des moments clés de l'histoire du régime végétarien comprennent : Antiquité Hindouisme, Jaïnisme et Bouddhisme : Ces religions, originaires de l'Inde, promouvaient le végétarisme. depuis des siècles, en partie à cause de la philosophie de l'ahimsa, qui signifie non-violence envers tous les êtres vivants. Grèce antique et Rome : Certains philosophes, comme Pythagore, promouvaient un régime végétarien basé sur la conviction qu'il était plus sain et éthiquement supérieur. Moyen Âge Au Moyen Âge, le végétarisme était pratiqué principalement dans des contextes monastiques, où certains ordres religieux adoptaient un régime sans viande pour des raisons spirituelles et ascétiques. Époque moderne 19e siècle : Le végétarisme moderne commence à prendre forme, avec la fondation de la Vegetarian Society au Royaume-Uni en 1847. Cette période voit une prise de conscience croissante des bienfaits d'un régime à base de plantes pour la santé. 20e siècle : L'idée d'un régime végétarien se propage davantage à travers les mouvements de santé naturelle et d'écologie. Des personnalités influentes telles que le Mahatma Gandhi promeuvent le végétarisme dans le cadre de leur philosophie de vie. Philosophie du régime végétarien Le régime végétarien est souvent adopté pour une combinaison de raisons éthiques, environnementales et sanitaires : Éthique : De nombreux végétariens choisissent d'éviter la consommation de viande pour réduire la souffrance animale. La philosophie de l'ahimsa, qui promeut la non-violence envers tous les êtres vivants, est une motivation commune. Environnement : La production de viande a un impact important sur l'environnement, contribuant à la déforestation, au changement climatique et à l'utilisation intensive des ressources en eau. Santé : Des études scientifiques ont montré qu'un régime alimentaire à base de plantes peut réduire le risque de nombreuses maladies chroniques, notamment les maladies cardiaques, le diabète de type 2 et certains types de cancer. De plus, les végétariens ont tendance à avoir un poids corporel plus sain et une plus grande longévité.

CONSEILS PRATIQUES POUR SUIVRE LE RÉGIME VÉGÉTARIEN

le régime végétarien Adopter un régime végétarien peut être simple et enrichissant avec un peu de planification. Voici quelques conseils pratiques pour vous aider à suivre un régime végétarien équilibré et savoureux : 1. Planifiez des repas variés : Assurez-vous d'inclure une large gamme d'aliments dans vos repas pour obtenir tous les nutriments dont vous avez besoin. Mélangez différents légumes, fruits, légumineuses, grains entiers, noix et graines. Menu hebdomadaire : Planifiez un menu hebdomadaire pour équilibrer les nutriments et faciliter la préparation des repas. Cela vous aidera également à faire des achats ciblés et à réduire les déchets. 2. Assurer un apport adéquat en protéines Combinez différentes sources de protéines : Combinez les légumineuses, les grains entiers, les noix et les graines dans différents repas pour obtenir tous les acides aminés essentiels. Incorporer des produits à base de soja : Le tofu, le tempeh et l'edamame sont d'excellentes sources de protéines complètes.

Expérimentez avec des recettes : essayez de nouvelles recettes végétariennes pour varier vos sources de protéines et maintenir votre intérêt pour le régime alimentaire. 3. Faites attention aux micronutriments Vitamine B12 : Envisagez de prendre des suppléments de vitamine B12 ou consommez régulièrement des aliments enrichis tels que des laits et des céréales à base de plantes.

Fer : associez les aliments riches en fer à des sources de vitamine C (comme les agrumes, les poivrons et les fraises) pour améliorer l'absorption du fer d'origine végétale.

Calcium : incluez des légumes-feuilles, du lait végétal enrichi, du tofu et des produits laitiers (si vous en consommez) pour maintenir un bon apport en calcium.

Oméga3 : assurez-vous d'inclure des suppléments de graines de lin, de graines de chia, de noix et d'huile d'algues pour obtenir suffisamment d'acides gras oméga3.

4. Cuisinez de manière créative Explorez de nouvelles cuisines : De nombreuses cuisines internationales proposent des plats naturellement végétariens, comme la cuisine indienne, méditerranéenne et asiatique. Découvrez des recettes et plats de différentes cultures. Utilisez des épices et des herbes : Ajoutez de la saveur et de la variété à vos plats avec des épices, des herbes fraîches et des assaisonnements. Expérimentez avec des substituts de viande : essayez les produits à base de soja, le seitan, le jacquier et d'autres substituts de viande à base de plantes pour diversifier vos repas. **5. Achetez des étiquettes à lecture intelligente :** vérifiez les étiquettes des aliments pour vous assurer qu'elles ne contiennent aucun ingrédient d'origine animale caché. Achetez frais et local : Choisissez des fruits et légumes de saison et, si possible, achetez des produits locaux pour garantir la fraîcheur et soutenir l'économie locale. Conservation : Conservez une bonne quantité de légumineuses séchées ou en conserve, de grains entiers, de noix, de graines et d'autres aliments de longue conservation pour toujours avoir des ingrédients nutritifs à portée de main. 6. Renseignez-vous et renseignez-vous Ressources en ligne : utilisez des blogs, des sites Web et des applications pour trouver des recettes, des conseils et des informations nutritionnelles. Livres de cuisine : investissez dans des livres de cuisine végétariens pour vous inspirer et des conseils pour préparer des repas équilibrés et savoureux. Groupes de soutien : rejoignez des groupes végétariens en ligne ou locaux pour partager des expériences, des recettes et des conseils pratiques. 7. Écoutez votre corps Surveillez votre santé : passez des examens réguliers avec votre médecin pour surveiller les niveaux de nutriments dans votre sang et vous assurer que votre alimentation répond à tous vos besoins nutritionnels. Flexibilité : si vous devez modifier votre alimentation, faites-le progressivement et de manière réfléchie, en adaptant les repas à vos besoins personnels et à votre style de vie.

BIENFAITS DU RÉGIME VÉGÉTARIEN

Adopter un régime végétarien peut entraîner de nombreux avantages pour la santé, l'environnement et le bien-être animal. Voici quelques-uns des principaux avantages : 1. Avantages pour la santé Risque réduit de maladies chroniques : Des études ont montré que ceux qui suivent un régime végétarien ont un risque réduit de développer une maladie cardiaque, de l'hypertension, du diabète de type 2 et certains types de cancer. Les régimes riches en fruits, légumes, légumineuses et grains entiers contiennent des nutriments et des antioxydants qui protègent votre santé. Contrôle du poids : les régimes végétariens ont tendance à être moins caloriques et plus riches en fibres que les régimes omnivores, ce qui peut vous aider à maintenir un poids santé. Les personnes qui suivent un régime végétarien ont souvent un indice de masse corporelle (IMC) inférieur. Santé intestinale : La teneur élevée en fibres du régime végétarien favorise une bonne digestion, aide à prévenir la constipation et contribue à un microbiome intestinal sain, essentiel à une bonne santé globale. Longévité : Certaines études suggèrent que les végétariens peuvent vivre plus longtemps grâce à une incidence plus faible de maladies chroniques et à un mode de vie globalement plus sain. 2. Avantages environnementaux Réduction des émissions de gaz à effet de serre : La production de viande est l'une des principales causes des émissions de gaz à effet de serre. Conservation des ressources naturelles : La production de viande nécessite de grandes quantités d'eau, de terre et d'autres ressources. Les régimes végétariens sont plus durables et nécessitent moins de ressources naturelles. Protection des écosystèmes : La déforestation visant à créer des pâturages et à cultiver des aliments pour les animaux de ferme détruit les habitats naturels et menace la biodiversité. Réduire la consommation de viande peut contribuer à la conservation des écosystèmes. 3. Bénéfices éthiques pour le bien-être animal: Éviter la consommation de viande réduit la demande de produits d'origine animale, contribuant ainsi à réduire la souffrance et l'exploitation des animaux dans les élevages intensifs. Choix conscients : de nombreux végétariens choisissent ce mode de vie pour s'aligner sur leurs valeurs éthiques et morales, favorisant ainsi une plus grande conscience de l'origine des aliments et de l'impact de leurs choix alimentaires. Conclusion Le régime végétarien offre un large éventail d'avantages qui vont au-delà de la santé personnelle et s'étendent à la durabilité environnementale et au bien-être animal. Adopter un régime végétarien peut être un choix positif pour ceux qui souhaitent améliorer leur santé, réduire leur impact environnemental et vivre de manière plus éthique et consciente.

MACRONUTRIMENTS ET MICRONUTRIMENTS DANS LE RÉGIME VÉGÉTARIEN

Un régime végétarien bien planifié peut fournir tous les macronutriments et micronutriments essentiels à une bonne santé. Voici un aperçu des principaux nutriments et de leurs sources dans le régime végétarien : Macronutriments 1. Protéines Les protéines sont essentielles à la croissance, à la réparation des tissus et au fonctionnement des enzymes et des hormones. Dans le régime végétarien, les protéines peuvent être obtenues à partir de : Légumineuses : Haricots, lentilles, pois chiches, pois. Produits à base de soja : Tofu, tempeh, edamame. Céréales complètes : Quinoa, amarante, sarrasin. Noix et graines : Amandes, noix, graines de chia, graines de chanvre. Produits laitiers et œufs : Lait, yaourt, fromage, œufs (pour les lactoovo-végétariens). Les sources de glucides dans le régime végétarien comprennent : Céréales entières : riz brun, avoine, épeautre, orge.

Fruits : Pommes, bananes, baies, agrumes. Légumes : Pommes de terre, patates douces, maïs, carottes. Légumineuses : Haricots, lentilles, pois. 3. Graisses Les graisses sont importantes pour l'absorption des vitamines liposolubles et pour la santé des membranes cellulaires. Les sources de graisses saines dans le régime végétarien comprennent : Noix et graines : Noix, amandes, graines de lin, graines de chia. Avocat : Riche en graisses monoinsaturées. Huiles végétales : Huile d'olive, huile de coco, huile de lin. Micronutriments 1. Vitamine B12 La vitamine B12 est essentielle à la production de globules rouges et au fonctionnement du système nerveux. Parce qu'on le trouve principalement dans les produits d'origine animale, les végétariens doivent veiller à obtenir suffisamment de B12 via : Des suppléments de B12. Aliments enrichis : Lait végétal, céréales, levure nutritionnelle enrichie. 2. Fer Le fer est important pour le transport de l'oxygène dans le sang. Les sources végétales de fer comprennent : Les légumineuses : Lentilles, haricots, pois chiches. Légumes à feuilles vert foncé : Épinards, chou frisé, blettes. Grains entiers et céréales enrichies. Fruits secs : Abricots secs, prunes séchées. Consommer de la vitamine C avec des aliments riches en fer peut améliorer son absorption. 3. Les sources de calcium dans un régime végétarien comprennent : Produits laitiers : Lait, yaourt, fromage (pour les lacto-végétariens). Aliments enrichis : Lait végétal, jus d'orange enrichi. Légumes à feuilles vertes : Chou, brocoli. Tofu enrichi. 4. Les sources de vitamine D comprennent : L'exposition au soleil. Suppléments de vitamine D. Aliments enrichis : Lait végétal, céréales. 5. Oméga3 Les acides gras oméga3 sont importants pour la santé du cœur et du cerveau. Les sources d'oméga3 dans le régime végétarien comprennent : Les graines de lin et l'huile de lin. Graines de Chia. Des noisettes. Suppléments d'algues et d'huile d'algues. 6. Zinc Le zinc est essentiel au système immunitaire et à la cicatrisation des plaies. Les sources de zinc dans le régime végétarien comprennent.

CONCLUSION ET AVENIR DU RÉGIME VÉGÉTARIEN

Le régime végétarien représente non seulement un choix alimentaire, mais aussi un mode de vie qui favorise la santé, le bien-être animal et la durabilité environnementale. Avec une longue histoire et une base philosophique solide, le végétarisme a gagné de plus en plus en popularité et en reconnaissance mondiale. Conclusion Adopter un régime végétarien peut apporter de nombreux avantages : Santé : Réduire le risque de maladies chroniques, maintenir un poids santé et améliorer la santé intestinale. Environnement : Réduction de l'impact environnemental grâce à la réduction des émissions de gaz à effet de serre, la conservation des ressources naturelles et la protection des écosystèmes. Éthique : Respect de la vie animale et choix alimentaires conscients qui favorisent le bien-être animal. Suivez un régime

végétarien bien planifié, qui comprend un
une variété d'aliments nutritifs, peut
garantir un apport adéquat de tous les
macronutriments et micronutriments
essentiels. Avec un peu de soin et de
préparation, il est possible de maintenir une
alimentation équilibrée et satisfaisante.
L'avenir du régime végétarien L'avenir du
régime végétarien semble prometteur, avec
plusieurs tendances et développements
contribuant à sa diffusion et à son
acceptation croissante : 1. Innovation
alimentaire Substituts de viande : la
disponibilité et la variété croissantes de
produits à base de plantes qui imitent la
viande. faciliter la transition vers un régime
végétarien sans renoncer aux saveurs et aux
textures familières. Nouveaux aliments : La
recherche et le développement dans le
secteur alimentaire conduisent à la création
de nouveaux aliments et ingrédients
d'origine végétale offrant de hautes qualités
nutritionnelles et gustatives. 2. Éducation et
sensibilisation à l'information : une plus
grande disponibilité d'informations et de

ressources éducatives aide les gens à comprendre les avantages de l'alimentation. végétarien et apprenez à l'adopter de manière saine et équilibrée. Programmes scolaires : L'inclusion de l'éducation nutritionnelle dans les programmes scolaires sensibilise les nouvelles générations aux avantages d'une alimentation à base de plantes. 3. Durabilité Politiques alimentaires : Les gouvernements et les organisations internationales reconnaissent l'importance de la durabilité alimentaire et promeuvent des politiques qui favorisent la production et la consommation d'aliments végétaux. Agriculture durable : L'agriculture biologique et les pratiques agricoles durables gagnent du terrain, contribuant à un approvisionnement alimentaire plus vert et plus sain. 4. Changements culturels Acceptation sociale : Le régime végétarien est de plus en plus accepté et intégré dans la culture populaire, grâce également au soutien de personnalités publiques et de célébrités qui promeuvent ce mode de vie.

Accessibilité : La disponibilité croissante d'options végétariennes dans les restaurants et les supermarchés facilite l'adoption et le maintien d'un régime végétarien. Conclusion finale Le régime végétarien, avec sa combinaison de bienfaits pour la santé, l'environnement et l'éthique, représente un choix alimentaire qui peut avoir un impact positif significatif tant au niveau individuel que global. Avec les progrès technologiques continus, l'éducation et les politiques durables, l'avenir du régime végétarien semble brillant et prometteur, offrant une alternative saine et durable aux générations futures.

RECETTES
D'ENTRÉES

POMMES DE TERRE AU FOUR E POIVRONS GRATINÉS

Temps de préparation : 20 minutes

Temps de cuisson : 60 minutes

Temps de repos : 10 minutes

Portions : 4 personnes

Difficulté : Très facile

ingrédients

600 g de pommes de terre tranchées

300 g de poivrons coupés en carrés

100 g d'oignon frais coupé en tranches

200 g de tomates tranchées

1 cuillère à soupe d'origan séché

2 cuillères à soupe de chapelure

3 cuillères à soupe de pecorino râpé

250 g de mozzarella coupée en tranches

Sel au goût

5 cuillères à café d'huile d'olive extra vierge

Préparation

Graisser le fond d'un moule circulaire de 20 cm de diamètre avec 1 cuillère à café d'huile d'olive extra vierge. Former une première couche avec la moitié des tranches de pommes de terre, puis disposer dessus tous les poivrons rouges carrés. Continuez en disposant toutes les tranches d'oignon nouveau puis réalisez une couche en utilisant la moitié des tomates cerises coupées en deux. Former une couche avec toute la mozzarella. Assaisonnez de sel et versez 2 cuillères à café d'huile d'olive extra vierge.

Terminez en faisant une couche avec les tranches de pommes de terre restantes et le reste des tomates cerises sur les pommes de terre. Assaisonner de sel, arroser à nouveau de 2 cuillères à café d'huile d'olive extra vierge et saupoudrer la surface d'origan séché, de pecorino râpé et enfin de chapelure. Cuire au four préchauffé à 190°C pendant une heure. Sortez du four et laissez refroidir la plaque de gratin de pommes de terre et de poivrons pendant une dizaine de minutes.

ROULEAUX DE COURGETTES

Temps de préparation : 30 minutes

Temps de cuisson : 10 minutes

Portions : 4 personnes

Difficulté : Très facile

ingrédients

4 courgettes moyennes

2 anchois à l'huile

4 cuillères à soupe de parmesan

légumes râpés

1 bouquet de persil

chapelure au goût sel au goût

huile d'olive extra vierge au goût

Préparation

Épluchez et lavez les courgettes. Coupez les extrémités et coupez-en 3 en tranches pas trop épaisses dans le sens de la longueur. Faites-les griller rapidement sur une plaque chauffante des deux côtés. Coupez les courgettes restantes en cubes et faites-les revenir dans une poêle avec une cuillerée d'huile. Dans un bol, écrasez à la fourchette les courgettes cuites, ajoutez le persil finement haché, le parmesan râpé, salez et poivrez. Mélangez le tout avec vos mains jusqu'à obtenir un mélange homogène. Rouler la garniture fraîchement préparée à l'intérieur de chaque tranche de courgette grillée. Former de nombreuses brochettes de 4/5 rouleaux de courgettes chacune, à l'aide de cure-dents en bois. Disposez-les sur une plaque allant au four, arrosez-les généreusement d'huile, saupoudrez-les de chapelure et enfournez à 200°C pendant 10/15 minutes.

AUBERGINES PANÉES AU FOUR

Temps de préparation : 20 minutes

Temps de cuisson : 20 minutes

Temps de repos : 1 heure

Portions : 4 personnes

Difficulté : Très facile

ingrédients

2 aubergines moyennes

6 cuillères à soupe de chapelure

2 cuillères à soupe de parmesan râpé

2 cuillères à soupe d'huile d'olive extra vierge

1 cuillère à café d'origan séché

1 cuillère à café de graines de sésame

1 œuf, 50 ml de lait

sel au goût poivre noir au goût

Préparation

Lavez les aubergines, coupez-les en tranches de 1 cm d'épaisseur et coupez chaque tranche en bâtonnets réguliers. Placez les bâtonnets d'aubergines dans une passoire, salez-les légèrement et laissez-les reposer une heure pour qu'ils perdent toute l'eau amère de la végétation. Chauffer le four en mode chaleur tournante à 220°C. Mélanger la chapelure, le parmesan râpé, l'huile, l'origan séché et le poivre moulu dans un mixeur. Mixez pour bien mélanger le tout. Versez le pain fraîchement préparé dans une assiette ou un bol et mélangez-le avec les graines de sésame.

A part, battez l'œuf entier avec le lait. Prenez les bâtonnets d'aubergines et séchez-les avec du papier absorbant. Tremper dans l'œuf et immédiatement après dans la panure fraîchement préparée. Disposez les bâtonnets d'aubergines sur une plaque à pâtisserie recouverte de papier sulfurisé et enfournez-les à four chaud. Faites-les cuire pendant 2025 minutes jusqu'à ce qu'ils soient dorés. Une fois cuits, laissez-les reposer un moment à température ambiante. Servir les aubergines panées au four avec une sauce marinara aux tomates, basilic et ail.

HOUMOUS AUX POIS CHICHES AU CHOU NOIR

Préparation : 15 minutes

Cuisson : 5 min

Doses pour : 4 personnes

ingrédients

240 g de pois chiches cuits

250 g de chou noir

1 gousse d'ail

25 g de tahin

Jus de ½ citron

2 cuillères à soupe d'huile d'olive extra vierge

12 cuillères à soupe d'eau

Sel et poivre

Des graines de tournesol pour décorer

Préparation

Commencez par retirer la nervure centrale de chaque feuille de chou noir, coupez-la en petits morceaux et lavez-la bien. Dans une poêle antiadhésive, faites revenir la gousse d'ail avec un filet d'huile et lorsqu'elle est dorée, ajoutez le chou noir bien égoutté et faites-le revenir quelques minutes jusqu'à ce qu'il soit fané et tendre. Pendant ce temps, versez les pois chiches cuits, le tahini, le jus de citron, l'huile, une pincée de sel, du poivre et, selon votre goût, du piment dans le robot culinaire. Une fois cuit, ajoutez le chou noir avec la gousse d'ail si vous le souhaitez, et mélangez bien le tout jusqu'à ce que le mélange soit le plus lisse possible, en ajoutant un peu d'eau si nécessaire. Laissez reposer votre houmous une demi-heure au réfrigérateur, puis transférez-le dans un bol, décorez la surface avec une pincée de paprika, des graines de tournesol et un filet d'huile et servez.

CHEESECAKE SALÉ AUX TOMATES SÉCHÉES

Temps de préparation : 10 minutes

Temps de cuisson : 10 minutes

Portions : 8 personnes

Difficulté : Très facile

ingrédients

200 g de haricots borlotti

200 g de pois chiches noirs

10 tomates séchées

romarin au goût thym au goût

huile d'olive extra vierge au goût

basilic au goût, 1 ail

Préparation

Bien égoutter les pois chiches et les haricots, puis les déposer sur une plaque à pâtisserie tapissée parchemin. Ajoutez l'ail, quelques brins de romarin, quelques feuilles de thym et un filet d'huile. Cuire en mode ventilé environ 10 minutes à 200°. Retirer du four et laisser refroidir quelques minutes. Retirez l'ail et placez les haricots et les dîners dans le bol du mixeur. Réduire en grains pas trop fins. Prenez les tomates séchées et séchez-les de l'huile avec du papier absorbant. Couteauz les tagliolini en les coupant en lanières. Mélangez les morceaux de tomates séchées avec la ricotta. À ce stade, vous êtes prêt à composer votre cheesecake salé. Selon l'usage que vous souhaitez en faire, vous pouvez choisir de le préparer dans un petit verre ou, comme dans notre cas, sur une cuillère à amuse-gueule. Prenez quelques légumineuses hachées et formez la base, puis à l'aide de deux cuillères à café formez une quenelle de ricotta avec les tomates séchées et déposez-la dessus.

FLAN AUX CANNELLINI AUX HARICOTS

Temps de préparation : 20 minutes

Temps de cuisson : 50 minutes

Portions : 4 personnes

Difficulté : Très facile

ingrédients

180 g de ricotta

100 g de haricots cannellini

haricots déjà cuits

200 g de radicchio tardif

20 g de pecorino râpé

1 oeuf,

2 cuillères à soupe de crème fraîche

1 échalote

vinaigre balsamique au goût

10 g de beurre,

poivre au goût sel au goût

Préparation

Lavez la chicorée et hachez-la avec un couteau. Gardez 2 cuillères à soupe de côté pour la décoration finale. Hachez également finement l'échalote et faites-la revenir dans une poêle avec 1 cuillère à soupe d'huile d'olive extra vierge et le radicchio haché. Lorsque tout est ramolli, éteignez le feu et laissez refroidir. Versez la ricotta, les haricots cannellini et le radicchio cuit dans un bol avec les échalotes, le pecorino, l'œuf et la crème. Salez, poivrez et mixez avec un mixeur plongeant.

Chauffer le four à 180°C. Beurrez 4 moules à muffins en aluminium et versez-y le mélange. Placez-les dans un plat allant au four à bords hauts et versez de l'eau chaude dessus jusqu'à ce qu'elle atteigne le milieu des moules. Cuire le flan au four chaud au bain-marie pendant au moins 40 minutes. Une fois prêts, sortez les flans du four et laissez-les refroidir à température ambiante. Retournez-les ensuite sur des assiettes de service et décorez avec le radicchio haché réservé avec quelques gouttes de vinaigre balsamique. Servir.

CRÊPES POMMES DE TERRE ET OIGNONS

Temps de préparation : 10 minutes

Temps de cuisson : 20 minutes

Temps de repos : 30 minutes

Portions : pour 4 personnes

Difficulté : Très facile

ingrédients

300 g de pommes de terre à chair jaune

1 oignon

40 g de beurre

100 g de farine plus un peu

1 jaune d'oeuf

sel et poivre,

et de l'huile pour la friture

Préparation

Lavez et épluchez les pommes de terre. Coupez-les en morceaux et faites-les bouillir dans de l'eau légèrement salée pendant au moins 20 minutes. Pendant ce temps, émincez finement l'oignon et faites-le revenir avec 20 g de beurre jusqu'à ce qu'il devienne tendre. Égouttez les pommes de terre et passez-les au presse-purée. Versez la purée obtenue dans un bol et mélangez-la avec l'oignon, le jaune d'oeuf, le beurre restant et la farine. Assaisonnez avec du sel et du poivre. Mélangez bien le tout et laissez refroidir au réfrigérateur pendant au moins 30 minutes. A l'aide d'un emporte-pièce d'un diamètre d'au moins 4 cm, formez les crêpes avec le mélange en pressant bien. Enrober légèrement les beignets de pommes de terre et d'oignons d'un peu de farine. Faites chauffer l'huile pour les frire et faites dorer les crêpes en les retournant de temps en temps jusqu'à ce qu'elles soient dorées. Égouttez-les sur du papier absorbant et servez chaud.

GAZPACHO DE FRAISE ET TOMATES

Temps de préparation : 10 minutes

Temps de cuisson : 0 minutes

Portions : 8 personnes

Difficulté : Très facile

ingrédients

6 tomates cuivrées

une demi-gousse d'ail

un tas de menthes

250 g de fraises

2 tranches de pain complet rassis

Huile d'olive vierge extra

sel, poivre et vinaigre de framboise

Préparation

Mélangez tous les ingrédients en ajoutant progressivement de l'eau jusqu'à obtenir une consistance assez liquide. Refroidissement rapide dans une cellule de refroidissement rapide avec fonction de refroidissement rapide pendant 40 minutes. Servir le gaspacho froid en le décorant d'un morceau de fraise et d'une feuille de menthe. Vous pouvez congeler le gaspacho en portions individuelles pratiques à l'aide de moules en silicone et de la fonction de congélation rapide de la cellule de refroidissement pendant 60 minutes. Il peut être conservé au congélateur pendant 68 mois. Lorsque vous décidez de le consommer, il vous suffit de retirer les portions souhaitées et de les laisser décongeler.

BEIGNETS DE POIS CHICHES

Temps de préparation : 10 minutes

Temps de cuisson : 15 minutes

Temps de repos : 1 nuit

Portions : 4 personnes

Difficulté : Très facile

ingrédients

200 g de farine de pois chiches

200 ml d'eau

1 poireau

1 cuillère à café de levure de bière sèche

marjolaine fraîche au goût

sel au goût poivre au goût

huile d'olive extra vierge au goût

500 ml d'huile d'arachide pour la friture

Préparation

La veille, versez la farine de pois chiches tamisée dans un bol. Divisez la levure de bière fraîche en 4 parties. Prenez-en seulement un quart et dissolvez-le dans de l'eau froide. Versez l'eau dans la farine de pois chiches et mélangez bien le tout avec un fouet. Vous devez obtenir une pâte épaisse et pas trop liquide. Si nécessaire, rectifiez en ajoutant une cuillerée de farine de pois chiches ou quelques cuillerées d'eau. Laissez reposer la pâte recouverte d'une feuille de film alimentaire toute la nuit. Le lendemain, épluchez et coupez le poireau. Faites-le revenir dans une poêle avec un filet d'huile, du sel et du poivre.

Une fois ramolli, laissez-le refroidir. Ajouter le poireau à la pâte au levain de pois chiches. Salez, poivrez et ajoutez les feuilles de marjolaine fraîches. Mélangez le tout et laissez reposer la pâte encore une heure. Faites chauffer l'huile de friture dans une poêle à bords hauts. Humidifiez deux cuillères à café dans de l'huile bouillante et, avec celles-ci, prélevez de petites portions de pâte. Plongez-les dans l'huile bouillante et récupérez-les à l'aide d'une écumoire lorsqu'ils sont dorés de tous les côtés. Séchez les beignets de pois chiches sur du papier absorbant absorbant. Assaisonner de sel et servir chaud.

BRUSCHETTA À LA CRÈME D'ARTICHAUT

Temps de préparation : 10 minutes

Temps de cuisson : 20 minutes

Portions : 4 personnes

Difficulté : Très facile

ingrédients

1 miche de pain maison

3 coeurs d'artichauts déjà nettoyés

et prêt à cuisiner

1/2 litre de vinaigre de cidre de pomme

1/2 gousse d'ail

100 g de ricotta

2 cuillères à café de parmesan râpé

thym et poivre, huile d'olive extra vierge

Préparation

Rincez les cœurs d'artichauts sous l'eau courante. Portez à ébullition un demi-litre d'eau mélangée à du vinaigre de cidre de pomme et 2 cuillères à café de sel. Ajoutez les cœurs d'artichauts et l'ail. Faites cuire le tout jusqu'à ce qu'ils soient tendres, puis égouttez-les et laissez-les refroidir. Gardez de côté un cœur d'artichaut qui servira de décoration. Coupez les 2 autres cœurs en petits morceaux et mixez-les dans un mixeur avec l'ail, la ricotta, 2 cuillères à café d'huile, le parmesan râpé, le sel et le poivre. Faites griller quelques tranches de pain maison, graissez-les légèrement avec un filet d'huile et placez-les sous le grill du four pendant quelques minutes. Égouttez-les et tartinez-les de crème d'artichauts. Coupez le cœur d'artichaut préalablement réservé en tranches et décorez la bruschetta. Terminez en saupoudrant de flocons de parmesan et de feuilles de thym frais.

RECETTES
PREMIERS PLATS

PÂTES AUX ARTICHAUTS

Temps de préparation : 10 minutes

Temps de cuisson : 10 minutes

Portions : 2 personnes

Difficulté : Très facile

ingrédients

2 artichauts

1 gousse d'ail

1 bouquet de marjolaine fraîche

huile d'olive extra vierge au goût

Sel au goût

200 g de fusilli

1 jus de citron

Préparation:

Retirez les feuilles extérieures les plus fibreuses des artichauts, coupez les épines et placez-les dans un bol avec de l'eau acidulée au jus de citron. Tranchez les artichauts et les tiges après les avoir rincés et retiré les mégots. Placez-les dans une grande poêle avec deux cuillères à soupe d'huile et l'ail haché. Ajoutez une pincée de sel, couvrez et laissez mijoter les artichauts environ 5 minutes. Pendant que les artichauts cuisent, faites bouillir les pâtes al dente et, après les avoir égouttées (réservez un peu d'eau de cuisson), versez-les dans la poêle avec les artichauts. Sautez les pâtes aux artichauts et ajoutez, si nécessaire, un peu d'eau de cuisson des pâtes. Ajoutez les feuilles de marjolaine, mélangez et servez.

LASAGNES AU PESTO

Temps de préparation : 30 minutes

Temps de cuisson : 40 minutes

Portions : 4 personnes

Difficulté : Facile

ingrédients

250 g de pâtes à lasagnes

350 g de haricots verts

350 g de pommes de terre

200 g de pesto

800 g de béchamel végétarienne

80 g de parmesan végétarien

huile d'olive extra vierge au goût

sel au goût

Préparation

Épluchez les pommes de terre et coupez-les
en cubes. Vérifiez les haricots verts, lavez-les
et coupez-les en morceaux. Faites bouillir les
légumes dans de l'eau légèrement salée
pendant 5 minutes, égouttez-les et réservez.
Mélangez la béchamel avec le pesto. Faites
cuire rapidement les feuilles de lasagne dans
beaucoup d'eau salée. Égouttez ensuite et
placez la première couche dans une poêle
légèrement huilée. Étalez quelques cuillerées
de béchamel sur la première couche. Ajoutez
les haricots verts et les pommes de terre.
Saupoudrez généreusement de parmesan.
Continuez avec une autre couche de lasagne,
de béchamel, de haricots verts, de pommes
de terre et de parmesan jusqu'à épuisement
des ingrédients. Cuire les lasagnes au pesto à
180°C pendant environ 3540 minutes et
servir.

LASAGNE AUX ASPERGES

Temps de préparation : 30 minutes

Temps de cuisson : 40 minutes

Portions : 4 personnes

Difficulté : Facile

ingrédients

250 g de lasagnes fraîches

500 ml de béchamel

700 g d'asperges

50 g de parmesan végétarien

huile d'olive extra vierge au goût

sel au goût

poivre noir au goût

Préparation

Lavez d'abord les asperges et retirez la partie la plus dure de la tige. Faites-les bouillir dans une casserole haute et étroite, les pointes tournées vers le haut. De cette façon les tiges seront tendres mais les pointes resteront intactes lors de la cuisson au four. Cela prendra 10 minutes. Égoutter et refroidir les asperges, puis couper les tiges en tranches et laisser les pointes entières. Ajouter les tranches de tige à la sauce béchamel et assaisonner de sel et de poivre. Huiler une plaque à pâtisserie ou un plat allant au four et déposer la première feuille de pâte, la béchamel d'asperges et le parmesan râpé. Couvrir d'une autre feuille de pâtes et continuer jusqu'à épuisement des ingrédients. Terminez avec une autre poignée de parmesan et un filet d'huile. Cuire les lasagnes aux asperges à four chaud pendant 30 minutes à 200° et servir.

SALADE DE PÂTES

Temps de préparation : 15 minutes

Temps de cuisson : 10 minutes

Portions : 4 personnes

Difficulté : Très facile

ingrédients

400 g de pâtes farfalle

300 g de tomates cerises

200 g de mozzarella végétarienne

30 g d'olives vertes dénoyautées

30 g d'olives noires dénoyautées

3 brins de basilic

sel au goût

huile d'olive extra vierge au goût

Préparation

Coupez les tomates cerises en quartiers, la mozzarella en cubes et les olives vertes en tranches. Ajoutez les tomates cerises et les feuilles de basilic déchirées en morceaux avec les mains dans le bol. Assaisonner avec une pincée de sel et mélanger. Faites bouillir les pâtes al dente, refroidissez-les sous l'eau courante, égouttez-les bien et ajoutez-les à la sauce. Ajoutez les olives noires et mélangez à nouveau. Ajoutez également la mozzarella. Mélangez à nouveau et, au goût, ajoutez plus d'huile et une pincée de poivre. Répartir les pâtes dans des assiettes, compléter avec les olives et garnir avec encore du basilic. Servir.

PÂTES NORMA VÉGÉTARIENNES

Temps de préparation : 30 minutes

Temps de cuisson : 20 minutes

Portions : 4 personnes

Difficulté : Facile

ingrédients

350 g de rigatoni de pâtes courtes

600 g d'aubergines

400 g de purée de tomates

1 gousse d'ail

basilic au goût

huile d'olive extra vierge au goût

huile d'arachide au goût sel au goût

Préparation

Versez deux cuillères à soupe d'huile dans une casserole et ajoutez l'ail, faites revenir légèrement et ajoutez le concentré de tomates et une pincée de sel. Cuire 15 minutes en remuant de temps en temps. Vers la fin de la cuisson, ajoutez 5 feuilles de basilic et éteignez. Coupez les aubergines en deux dans le sens de la longueur puis coupez-les en quartiers. Couper en tranches d'environ 3 mm d'épaisseur. Faites-les frire dans l'huile de tournesol. Bien les égoutter et les sécher sur du papier absorbant. Versez la sauce dans une grande casserole et ajoutez les pâtes bouillies al dente et égouttées. Mélangez puis ajoutez les aubergines frites en gardant un peu de côté pour la décoration. Répartir dans des assiettes, décorer avec les aubergines réservées et les feuilles de basilic. Servir les pâtes bien chaudes.

PÂTES À LA CRÈME DE COURGETTES

Temps de préparation : 10 minutes

Temps de cuisson : 10 minutes

Portions : 4 personnes

Difficulté : Très facile

ingrédients

2 courgettes moyennes

400 g de rigatoni

100 ml d'eau

10 feuilles de basilic

huile d'olive extra vierge au goût

Sel au goût

Préparation

Faites bouillir l'eau pour les pâtes et pendant ce temps coupez les courgettes en morceaux. Transférez les courgettes dans une casserole avec de l'eau, une pincée de sel et un filet d'huile. Faites cuire les courgettes environ 5 minutes. Une fois cuits, mixez-les et ajoutez les feuilles de basilic. Mélangez à nouveau. Transférez la crème de courgettes dans une grande casserole. Faites cuire les pâtes et égouttez-les al dente, versez-les dans la poêle et laissez cuire encore quelques minutes. Gardez de côté un peu d'eau de cuisson qui pourra servir à ramollir la crème si elle est trop épaisse. Ajoutez un filet d'huile, laissez reposer encore une minute, mélangez et servez.

PÂTES AU CHOU

Temps de préparation : 15 minutes

Temps de cuisson : 15 minutes

Portions : 4 personnes

Difficulté : Facile

ingrédients

350 g de chou nettoyé

250 g de rigatoni

2 gousses d'ail

1 piment

1 cuillère à soupe de persil haché

huile d'olive extra vierge au goût

Sel au goût

Préparation

Tranchez les feuilles de chou après avoir éliminé la nervure centrale la plus fibreuse. Blanchissez-les 2 minutes dans de l'eau bouillante légèrement salée, égouttez-les et transférez-les dans une casserole où vous aurez ajouté trois cuillères à soupe d'huile, l'ail et le piment. Ragoût pendant 45 minutes. Mélangez ensuite brièvement environ la moitié du chou et remettez-le dans la poêle. Pendant ce temps, faites bouillir les rigatoni, plutôt al dente, dans la même eau de cuisson que le chou et réservez une tasse d'eau de cuisson des pâtes. Transférez les rigatoni dans la poêle avec le chou et faites-les cuire en ajoutant, si nécessaire, un peu d'eau de cuisson des pâtes. Ajoutez un filet d'huile et mélangez à nouveau brièvement. Transférer les rigatoni dans des assiettes et garnir d'une pincée de persil haché. Sers immédiatement.

SOUPE AUX LÉGUMES D'HIVER

Temps de préparation : 20 minutes

Temps de cuisson : 40 minutes

Portions : 4 personnes

Difficulté : Facile

ingrédients

250 g de potiron

nettoyé des graines et de la peau

200g de chou-fleur

200 g de pommes de terre

150 g d'épinards

1 carotte, 1 céleri

1 oignon rouge

3 cuillères à soupe de purée de tomates

1 bouquet de persil

huile d'olive extra vierge au goût

sel au goût eau au goût

Préparation

Épluchez l'oignon, le céleri et la carotte et coupez-les en petits morceaux. Coupez également les tiges de persil en laissant les feuilles de côté. Transférez les ingrédients du sauté dans une grande poêle et ajoutez trois cuillères à soupe d'huile. Mettre sur le feu et faire revenir l'oignon. Épluchez la pomme de terre et coupez-la en morceaux, séparez les bouquets de chou-fleur en divisant les plus gros et coupez le potiron. Transférez les légumes dans la casserole.

Hachez les feuilles de persil et les épinards. Ajoutez-les au reste des ingrédients dans la casserole. Couvrez légèrement les légumes avec de l'eau et ajoutez une demi-cuillère à café de sel. Placez un couvercle et laissez cuire environ 45 minutes à feu doux. Lorsqu'il reste dix minutes de cuisson, ajoutez le concentré de tomates. Servir le minestrone chaud ou tiède, assaisonné au goût avec un filet d'huile.

SOUPE DE RIZ AU SAFRAN

Temps de préparation : 20 minutes

Temps de cuisson : 1 heure

Doses : 4/6 personnes

Difficulté : Facile

ingrédients

150 grammes de riz

4 courgettes 2 carottes

un oignon moyen, une branche de céleri

150 grammes de chou

150 grammes de pommes de terre

1 sachet de safran

persil

2 tomates, sel et poivre

Huile d'olive vierge extra

Préparation

Lavez et coupez tous les légumes sauf les tomates en petits morceaux. Faites chauffer 2 cuillères à soupe d'huile dans une casserole et ajoutez les légumes. Salez et poivrez, ajoutez une cuillerée de persil haché et laissez cuire 5 minutes. Ajoutez 700 ml d'eau chaude et laissez mijoter trente minutes. Versez le riz et faites cuire en remuant de temps en temps. Ajoutez le safran lorsque le riz est presque cuit. Servir sur des assiettes en garnissant le minestrone d'un petit dés de tomate assaisonné d'huile et de sel.

SOUPE DE CITROUILLE, POMMES DE TERRE, ET LENTILLES ROUGES

Temps de préparation : 15 minutes

Temps de cuisson : 130 minutes

Portions : 4 personnes

Difficulté : Normale

ingrédients

500 g de potiron coupé en morceaux

300 g de pommes de terre pelées et coupées en morceaux

100 g de lentilles rouges

2 gousses d'ail pelées et coupées en tranches

3 feuilles de sauge

2 brins de romarin hachés

4 cuillères à soupe d'huile d'olive extra vierge

sel, eau froide

Préparation

Versez l'huile d'olive extra vierge dans la poêle avec l'ail et faites revenir. Ajoutez ensuite les herbes aromatiques et les lentilles rouges hachées, mélangez et laissez infuser une minute. Ajoutez ensuite les dés de pommes de terre et le potiron, mélangez souvent et laissez infuser 5 minutes. Enfin, versez l'eau froide pour couvrir tous les légumes. Mélangez bien, baissez le feu, couvrez la casserole et laissez cuire. Après environ 40 minutes de cuisson, retirez du feu et mixez le minestrone avec un mixeur plongeant, salez. Servir le minestrone de potiron, de pommes de terre et de lentilles rouges avec des croûtons de pain maison grillés, arroser d'un filet d'huile d'olive extra vierge et garnir d'un brin de romarin.

SOUPE MINESTRONE

ET PAIN

Temps de préparation : 25 minutes

Temps de cuisson : 40 minutes

Portions : 4 personnes

Difficulté : Très facile

ingrédients

300 g de pain rassis

1 brocoli vert

200 g de courgettes

1 oignon rouge

200 g de pommes de terre

100 g de carottes

2 branches de céleri

100 g de pulpe de tomate toute prête

1 gousse d'ail, persil

Huile d'olive vierge extra

sel et poivre

Préparation

Hachez finement l'oignon. Écrasez l'ail et faites-le revenir dans une casserole avec 2 cuillères à soupe d'huile pendant environ 2 minutes, puis retirez-le. Ajoutez l'oignon et faites-le revenir à feu doux, puis ajoutez les pommes de terre, la carotte et le céleri, le tout coupé en cubes d'environ un centimètre. Cuire à feu moyen pendant 5 minutes en ajoutant un peu de sel. Ajoutez également les dés de courgettes et les fleurons de brocoli hachés.

Poursuivez la cuisson encore 5 minutes, puis ajoutez la pulpe de tomate. Couvrez la préparation avec 700 ml d'eau bouillante et laissez mijoter la soupe pendant environ 15 minutes. Retirez la croûte du pain, coupez-le en cubes et ajoutez-le au bouillon de cuisson. Mélangez avec une cuillère en bois et laissez cuire encore quelques minutes. Ajoutez beaucoup de persil haché, assaisonnez de sel et de poivre et servez sur des assiettes avec un filet d'huile.

SOUPE DE COURGETTES

Temps de préparation : 10 minutes

Temps de cuisson : 50 minutes

Portions : 4 personnes

Difficulté : Très facile

ingrédients

2 grosses courgettes

1 poireau, 1 pomme de terre

1,5 l de bouillon de légumes

2 cuillères à soupe de

crème de légumes frais

4 tranches de pain complet

huile d'olive extra vierge au goût

sel au goût poivre au goût

Préparation

Pour préparer la soupe de courgettes, lavez très bien les légumes : retirez les feuilles les plus coriaces du poireau et rincez-le bien sous l'eau courante, épluchez la pomme de terre et coupez les extrémités des courgettes. Coupez le tout en cubes. Mettez les légumes dans une casserole et recouvrez-les de bouillon de légumes chaud. Cuire 50 minutes à feu moyen. Pendant ce temps, coupez les tranches de pain en cubes, graissez-les avec un filet d'huile et faites-les griller au four à 180°C sous le grill jusqu'à ce qu'elles soient dorées. Lorsque les légumes sont tendres, ajoutez la crème végétale et mixez au mixeur plongeant. Ajoutez du sel et du poivre si nécessaire. Servir la soupe de courgettes avec des croûtons grillés et un filet d'huile.

SOUPE AUX HARICOTS

Temps de préparation : 20 minutes

Temps de cuisson : 30 minutes

Portions : 4 personnes

Difficulté : Facile

ingrédients

1 kg de fèves fraîches

200 g de pâtes courtes pour soupe

250 ml de pulpe de tomate

1 oignon

1 carotte

1 céleri (petite branche)

1 gousse d'ail

1 cuillère à soupe d'huile d'olive extra vierge

1 litre de bouillon de légumes

persil haché au goût

sel au goût poivre au goût

Préparation

Décortiquez les haricots de la cosse et utilisez un couteau bien aiguisé pour couper les légumineuses afin d'enlever la peau externe. Rincez les haricots sous l'eau courante avant de les utiliser. A part, hachez finement l'ail avec l'oignon, la carotte et le céleri. Faites chauffer l'huile dans une casserole si vous souhaitez lui donner un goût plus prononcé, ajoutez le mélange haché et laissez mijoter quelques minutes. Ajoutez les fèves et faites revenir le tout doucement pendant au moins 10 minutes à feu doux en ajoutant de l'eau si nécessaire. s'il fait trop sec. Ajoutez la pulpe de tomate et le bouillon bouillant. Assaisonnez de sel et de poivre et laissez mijoter la soupe pendant au moins 20 minutes, jusqu'à ce que les haricots soient tendres. Versez les pâtes et faites-les cuire selon les temps indiqués sur le paquet. Servir la soupe aux haricots parsemée de persil haché.

PÂTES ET POIS CHICHES

Temps de préparation : 10 minutes

Temps de cuisson : 20 minutes

Portions : 4 personnes

Difficulté : Très facile

ingrédients

300 g de pois chiches en conserve

200 g de tagliatelles aux oeufs

100 g de pommes de terre

1 carotte moyenne

1 petit oignon

2 céleri (côtes)

2 cuillères à soupe de pulpe de tomate

Romarin au goût

huile d'olive extra vierge au goût

sel au goût poivre au goût

Préparation

Hachez l'oignon, la carotte et le céleri et faites-les revenir doucement dans une assez grande casserole avec une cuillerée d'huile d'olive extra vierge. Ramollir le mélange sauté à feu doux. Ajoutez les pois chiches bien égouttés et laissez cuire quelques minutes, puis ajoutez les deux cuillères à soupe de pulpe de tomate. Assaisonnez avec du sel. Ajoutez un litre d'eau bouillante, poivrez et faites revenir les pois chiches à feu doux. En utilisant des pois chiches en conserve, vous pouvez réduire le temps de cuisson à 5 minutes sinon ils auront une consistance très molle et auront tendance à se désagréger. Ajoutez les pâtes et les pois chiches. Ajoutez-les quelques uns à la fois en remuant pour qu'ils ne collent pas. Poursuivre la cuisson 3/4 minutes ou pendant le temps indiqué sur le paquet. Servir les pâtes et les pois chiches bien chauds, en garnissant les plats d'une branche de romarin et d'un filet d'huile d'olive extra vierge.

CAPONATA SICILIENNE

Difficulté : Facile

Préparation : 40 minutes

Cuisson : 40 min

Doses pour : 6 personnes

ingrédients

Aubergine 1kg

Céleri 400 g

Oignons blancs 250 g

Tomates cuivrées 200 g

Olives vertes 200 g

Câpres salées dessalées 50 g

Pignons de pin 50 gr

Vinaigre de vin blanc 60 g

Basilic au goût

Purée de tomates 40 g

Huile d'olive extra vierge au goût

Sel au goût

Huile d'olive extra vierge au goût

Préparation

Pour réaliser la caponata, épluchez d'abord l'oignon et émincez-le finement 1. Épluchez le céleri et coupez-le en tranches 2. Coupez les olives vertes en deux et retirez le noyau interne 3. Lavez et séchez les aubergines, épluchez-les puis coupez-les en petits morceaux d'environ 2,5 cm 4. Faites de même avec les tomates 5. Faites chauffer une poêle et faites griller les pignons de pin quelques minutes 6 jusqu'à ce qu'ils soient dorés 7.

Prenez maintenant vos aubergines : mettez l'huile d'olive dans une poêle à bords hauts et faites-la chauffer, puis versez-y quelques aubergines à la fois et laissez-les frire quelques minutes. Une fois dorés, égouttez-les à l'aide d'une écumoire et déposez-les sur une plaque recouverte de papier absorbant pour éliminer l'excédent d'huile 9, puis réservez-les. Versez un généreux filet d'huile d'olive dans une grande casserole, faites-la chauffer puis ajoutez l'oignon 10. Faites bien revenir jusqu'à ce que l'oignon soit fané, puis ajoutez le céleri 11 ; Faites-le bien dorer également, puis ajoutez les câpres 12, les olives 13, les pignons de pin grillés 14 et les tomates cerises 15. Faites revenir quelques instants, puis couvrez avec le couvercle 16 et laissez cuire à feu doux pendant 1520 minutes.

Pendant ce temps, préparez la sauce aigre-douce : versez le vinaigre et le concentré de tomate dans un pichet 17. Mélangez bien avec une cuillère à café et, après 1520 minutes de cuisson, salez et versez la sauce dans la casserole 20. Remuez, augmentez le feu et mélanger jusqu'à ce que l'odeur du vinaigre se soit évaporée. Éteignez le feu, ajoutez les aubergines frites 21 et parfumez avec beaucoup de basilic 22. Mélangez bien le tout 23, transférez la caponata dans un plat allant au four et placez-la au réfrigérateur car la particularité de la caponata est qu'elle doit être servie froide ou à température ambiante : après, ce sera encore meilleur !

RESSORT PENNETTE

Difficulté : Facile

Préparation : 25 minutes

Cuisson : 20 min

Doses pour : 4 personnes

ingrédients

Pâtes Pennette Rigate 350 g

Haricots décortiqués 800 g

Petites courgettes 300 g

Tomates cuivrées 300 g

Oignons rouges 200 g, Carottes 150 g

Persil au goût

Huile d'olive extra vierge 20 g

Sel au goût, Poivre noir au goût

Préparation

Pour réaliser la pennette printanière, commencez par nettoyer les haricots : décortiquez, puis retirez la peau externe 1, récupérez les haricots dans un bol et réservez-les, vous obtiendrez environ 570 g. Mettez sur le feu une casserole avec beaucoup d'eau salée et portez-la à ébullition. quand ça bout, ajoutez du sel : vous en aurez besoin pour cuire les pâtes. Lavez, séchez et hachez finement le persil 2 qui servira ensuite à assaisonner les pâtes. Épluchez l'oignon rouge et émincez-le finement. Faites chauffer l'huile d'olive 4 dans une poêle, puis ajoutez l'oignon émincé 5 et laissez mijoter à feu doux environ 5 minutes. Pendant ce temps, épluchez les carottes 6 et coupez-les en fines tranches 7 puis versez-les dans la casserole 8, versez dessus une louche d'eau de cuisson des pâtes 9, et poursuivez la cuisson des légumes encore 5 minutes. Occupez-vous maintenant des courgettes :

lavez-les, nettoyez-les et coupez-les en tranches 10, puis lavez les tomates cerises, coupez-les en deux 11, puis coupez chaque moitié en tranches transversales pour obtenir des cubes 12. A ce stade, versez également les tranches de courgettes 13 et les cubes de tomates 14 dans le casserole. Poursuivez la cuisson pendant environ 1015 minutes. A mi-cuisson de la sauce, jetez-y les pâtes qui devront cuire environ 9 minutes ou le temps indiqué sur le paquet, en gardant à l'esprit qu'il faudra les égoutter al dente. Enfin, ajoutez les fèves 16, puis salez, poivrez et mélangez 17. Égoutter les pâtes al dente directement dans la poêle avec la sauce aux légumes 18 Mouiller les pâtes avec une louche d'eau de cuisson 19 et les faire sauter encore quelques instants pour les faire revenir. mélanger toutes les saveurs, puis éteindre le feu et parfumer avec le persil haché 20.

SPAGHETTI À LA SAUCE DE CITROUILLE

Temps de préparation : 20 minutes

Temps de cuisson : 25 minutes

Portions : 4 personnes

Difficulté : Très facile

ingrédients

240 g de spaghettis

300 g de pulpe de potiron

100 ml de vin blanc

1 échalote

1 branche de céleri

quelques feuilles de sauge

5 cuillères à soupe d'huile d'olive extra vierge

sel et poivre

Préparation

Faire des spaghettis avec du ragù de citrouille est simple. Nettoyez d'abord le potiron, coupez-le en deux, retirez les graines et les filaments et obtenez 300 g de pulpe. À l'aide d'un couteau bien aiguisé, coupez en très petits cubes égaux. Hachez finement l'échalote et le céleri et faites-les revenir dans une casserole avec deux cuillères à soupe d'huile d'olive extra vierge. Lorsque les légumes sont devenus brillants, ajoutez le potiron coupé en cubes. Mélanger et laisser reposer 5 minutes. Ajoutez le vin blanc, laissez évaporer et laissez cuire 15 minutes. En attendant, consacrez-vous à faire frire les feuilles de sauge. Dans une casserole, faites chauffer 3 cuillères à soupe d'huile d'olive et, une fois la température atteinte, testez feuille et voyez si des bulles se forment, plongez les feuilles de sauge pendant quelques secondes, puis retirez-les avec une écumoire et transférez-les sur du papier friture ou du papier absorbant pour éliminer l'excès d'huile. Prélevez un quart de la sauce avec une cuillère et mélangez, puis remettez-le dans la casserole, pour obtenir une portion de sauce plus crémeuse. Pendant ce temps, faites bouillir les spaghettis dans de l'eau bouillante salée. Égouttez les pâtes al dente, ajoutez-les au potiron et mélangez. Ajouter un peu d'eau de cuisson si nécessaire pour bien mélanger. Transférez dans des assiettes de service et servez vos spaghettis avec un ragoût de potiron et des feuilles de sauge croustillantes frites.

LINGUINE AU CITRON SANS CRÈME

Temps de préparation : 10 minutes

Temps de cuisson : 10 minutes

Portions : 4 personnes

Difficulté : Très facile

ingrédients

400 g de linguines ;

1 gousse d'ail ;

4 citrons non traités

1 paquet de crème végétale ;

Huile d'olive vierge extra;

sel; persil;

poivre noir

Préparation

Les premières étapes pour réaliser cette entrée simple consistent à préparer la sauce : pressez les citrons et passez le jus au tamis pour éliminer les graines et la pulpe avant de le récupérer dans un bol. Dans une poêle, faites revenir l'ail dans l'huile, puis ajoutez le jus de citron et une louche d'eau chaude. Ajouter la crème végétale et assaisonner de sel et de poivre, faire dorer à feu doux et remuer jusqu'à l'obtention d'un mélange lisse. Pendant ce temps, faites cuire les linguines dans de l'eau salée en prenant soin de les égoutter al dente, puis transférez-les dans la casserole contenant l'assaisonnement, laissez remuer sur le feu quelques minutes. Vous pouvez servir vos linguines au citron sans crème, en enrichissant. ce plat avec une pincée de poivre et un peu de persil. Bon appétit!

QUESADILLAS VÉGÉTARIENNES

Préparation 20 minutes

Cuisson 10 minutes

Pour 4 personnes

(2 quesadillas chacune)

ingrédients

8 tortillas à la farine de maïs ou de blé

400 grammes de haricots noirs déjà bouillis

100 grammes de fromage végétalien

pâtes dures type Edamer

1 poivron rouge

1 oignon rouge

1 cuillère à soupe de paprika

1 cuillère à soupe de graines de cumin

1 cuillère à soupe de coriandre

Préparation

Lavez et coupez les poivrons en grosses lanières, graissez-les et faites-les cuire à la plancha ou au four puis placez-les dans un sac plastique pendant 10 minutes, vous pourrez ainsi retirer la peau si vous ne le souhaitez pas. Dans un bol, écrasez les haricots noirs déjà cuits jusqu'à obtenir une purée, de préférence légèrement humide, et ajoutez les poivrons grillés et le fromage vegan râpé. Mélangez bien le tout. Ajoutez l'oignon haché, le paprika et le cumin ainsi que les graines de coriandre broyées au mortier. Assaisonnez de sel et de poivre selon votre goût. Enfin, faites chauffer les tortillas dans une poêle antiadhésive avec couvercle. Apportez à table un bol avec la garniture et un panier couvert avec des tortillas, afin que chacun puisse remplir ses propres quesadillas.

QUINOA AUX POIS ET MAÏS

Temps de préparation : 10 minutes

Temps de cuisson : 20 minutes

Portions : 4 personnes

Difficulté : Très facile

ingrédients

1 tasse d'eau

1 tasse de quinoa

1/2 tasse de maïs sucré

1/2 tasse de petits pois

(frais ou surgelé)

1 tasse d'échalotes tranchées

2 tasses de bouillon de légumes

sel et poivre fraîchement moulu

Préparation

Faites bouillir le quinoa dans une casserole d'eau salée avec 1 cuillère à soupe d'huile en remuant de temps en temps. les temps de cuisson seront d'environ 15 minutes. Lorsque l'eau est complètement absorbée, égouttez les céréales. Dans une poêle suffisamment grande, faire revenir le maïs, les petits pois et les échalotes émincées dans beaucoup d'huile et diluer avec le bouillon de légumes en augmentant le feu. Cuire environ 3 minutes, ou le temps nécessaire pour que les légumes bouillent et que le bouillon réduise de moitié. À ce stade, éteignez le feu et ajoutez le quinoa. Le mélange ainsi obtenu doit avoir une consistance compacte et légèrement collante, comme un risotto, à servir chaud ou froid selon l'occasion et les goûts de vos convives. Complétez le tout avec une pincée de poivre fraîchement moulu et une pincée de sel. Bon appétit!

RISOTTO AUX ARTICHAUTS

Temps de préparation : 10 minutes

Temps de cuisson : 15 minutes

Portions : 4 personnes

Difficulté : Très facile

ingrédients

300 g de riz

3 artichauts

1 échalote

1/2 verre de vin blanc

Huile d'olive vierge extra

1 litre de bouillon de légumes

le jus d'1 citron

1 pincée de poivre

Persil frais.

Préparation

Tout d'abord, après avoir lavé les artichauts, il faut enlever la partie supérieure des feuilles avec les épines et éliminer également les feuilles externes les plus dures de l'artichaut. Extraire la barbe de l'intérieur, laver et julienne les légumes en fines tranches. Placez-les dans un bol avec de l'eau acidulée avec des gouttes de citron fraîchement pressé, cela évitera de noircir les artichauts. Nettoyez ensuite et émincez finement l'échalote. Mettez-le dans une casserole pour faire mijoter avec un filet d'eau et d'huile. À ce stade, vous pouvez ajouter le riz et le faire griller pendant 2 minutes avec l'oignon.

Utilisez une partie du bouillon de légumes pour cuire les artichauts séparément et ajoutez le vin blanc en attendant qu'il s'évapore (23 minutes à feu moyen). À ce stade, ajoutez les artichauts, versez une louche de bouillon de légumes et commencez à mélanger jusqu'à ce qu'il soit absorbé. Continuez ainsi jusqu'à ce que le riz soit cuit. Si vous le souhaitez vous pouvez ajouter du poivre et du persil haché en fin de cuisson.

RISOTTO À L'ORTIES

Temps de préparation : 10 minutes

Temps de cuisson : 20 minutes

Portions : 4 personnes

Difficulté : Très facile

ingrédients

250 grammes de riz pour risotto

250 grammes d'orties

un oignon

Huile d'olive vierge extra

bouillon de légumes au goût

une noix de beurre végétal

Sel et poivre au goût.

Préparation

Pour préparer ce risotto aux orties, coupez d'abord l'oignon en fines tranches et faites-le revenir dans une poêle avec un peu d'huile chaude. Ajoutez ensuite le riz et faites-le griller ; puis versez progressivement le bouillon de légumes chaud (mieux s'il est fait maison), en le laissant progressivement absorber par le riz. Au bout d'une dizaine de minutes, à mi-cuisson, ajoutez les orties déjà lavées et coupées et rectifiez la saveur avec du sel et du poivre selon vos goûts. En fin de cuisson, le feu étant désormais éteint, il ne reste plus qu'à ajouter une noix de beurre à la crème. Enfin, servez le risotto aux orties et dégustez ce plat à la saveur délicate mais au grand potentiel bénéfique pour le bien-être de notre corps.

RISOTTO AUX POIVRONS

Temps de préparation : 10 minutes

Temps de cuisson : 20 minutes

Portions : 4 personnes

Difficulté : Très facile

ingrédients

400 g de riz Carnaroli

2 oignons rouges

2 tomates cuivrées

1 poivron rouge

1 poivron jaune

1,5 l de bouillon de légumes

10 cl de vin blanc sec

4 cuillères à soupe végétaliennes

Fromage Parmesan râpé

85 g de beurre végétal)

origan ou marjolaine

Préparation.

Hachez finement l'oignon et faites-le revenir à feu doux dans une poêle avec la moitié du beurre et 1 cuillère à soupe d'huile. Lavez bien les tomates, faites une croix avec le couteau et plongez-les dans l'eau bouillante pendant 2 minutes, de manière à retirer facilement la peau. Coupez-les ensuite en cubes et procédez de la même manière avec les poivrons en les coupant en lanières. Mettez les légumes dans la poêle avec l'oignon, assaisonnez avec du sel, du poivre et de l'origan et faites revenir 10 minutes à feu moyen.

À feu vif, mélanger le riz avec les légumes et mélanger jusqu'à ce que les grains deviennent translucides. Versez le vin, baissez le feu et laissez-le s'évaporer. A ce stade, versez 1 louche de bouillon de risotto sur feu doux. Ajoutez-en davantage au fur et à mesure qu'il s'évapore, jusqu'à ce que le riz soit tendre. Ajoutez le reste du beurre et le parmesan râpé hors du feu et servez votre risotto au poivre bien chaud, bon appétit !

RISOTTO À LA CHICORÉE ROUGE

Préparation 10 minutes

Cuisson 20 minutes

Pour 4 personnes

ingrédients

320 grammes de riz bio

160 grammes de radicchio rouge,

50 grammes de beurre végétal

1/2 oignon

environ 0,5 litre de bouillon de légumes,

avec un cube de bouillon de légumes

1 verre de vin blanc sec

Préparation

Vous devez d'abord éplucher le radicchio, le laver et le couper en lanières. Ensuite, vous devez hacher l'oignon et le faire revenir dans une poêle avec le beurre végétal. À ce stade, ajoutez le radicchio et le vin blanc et laissez mijoter à feu doux jusqu'à ce que le vin soit évaporé, de préférence couvert. Ajoutez maintenant le riz en prenant soin de le griller brièvement, puis ajoutez une cuillerée de bouillon avec le cube de bouillon. Surtout, à mesure qu'il s'évapore, vous devez en ajouter davantage. Cela prendra 15/16 minutes à feu moyen. Une fois le riz cuit, incorporez le beurre pendant 23 minutes à feu doux. Écoutez-moi! Servir le risotto au radicchio bien chaud. Bon appétit avec cette excellente recette de risotto !

RISOTTO MILANAIS

Temps de préparation : 10 minutes

Temps de cuisson : 20 minutes

Portions : 4 personnes

Difficulté : Très facile

ingrédients

320 grammes de riz

50 grammes de beurre, végétal

demi oignon

un demi-litre de bouillon de légumes

150 grammes de parmesan

légumes râpés

1 verre de vin blanc sec

1 sachet de safran

Préparation

Hachez très finement l'oignon et faites-le revenir dans une poêle avec 25 g de beurre à feu doux pendant 2 minutes. Versez le riz et faites-le griller brièvement jusqu'à ce qu'il devienne translucide, en remuant constamment. Ajoutez ensuite le vin blanc pendant environ 3 minutes à feu doux jusqu'à ce que le vin soit évaporé. Versez une partie du bouillon et mélangez. Faites cuire le riz en ajoutant du bouillon de temps en temps, lorsque vous le voyez sécher. Le riz est cuit lorsqu'il est légèrement pâteux à l'extérieur et al dente à l'intérieur. À ce stade, ouvrez le sachet de safran et versez la poudre dans le risotto. Mélangez et ajoutez le parmesan râpé et le reste du beurre végétal, puis remuez sur le feu pendant quelques minutes. Servir chaud.

RISOTTO AUX PÉTALES DE ROSE ET VIN BLANC

Temps de préparation : 10 minutes

Temps de cuisson : 20 minutes

Portions : 4 personnes

Difficulté : Très facile

ingrédients

360 grammes de riz ultrafin

2,5 litres de bouillon de légumes

1/2 verre de vin blanc sec

2 cuillères à soupe d'huile

80 grammes de beurre végétal

60 grammes de parmesan végétal

30 g d'échalotes

6 roses roses

Préparation

de cet excellent risotto à la rose, suivez scrupuleusement la procédure étape par étape comme toujours : faites d'abord revenir l'échalote hachée dans 40 grammes de beurre et d'huile, faites griller le riz, versez le vin blanc et, petit à petit, avec les légumes bouillon. Aux ¾ de la cuisson, ajoutez les pétales de roses coupés en julienne et incorporez le reste de beurre et une pincée de fromage. Préparez-vous à surprendre avec la recette du risotto aux pétales de rose et au vin blanc. Bon appétit!

SPAGHETTI AUX LENTILLES LÉGUMES DE BOULETTES CHAMPIGNONS

Préparation 20 minutes

Cuisson 40 minutes

Pour 4 personnes

ingrédients

1/2 tasse de lentilles séchées

2 feuilles de laurier

1 tasse d'eau

250 grammes de champignons de Paris

1 cuillère à soupe de sauce soja

2 gousses d'ail

1/3 verre de vin rouge

1/2 tasse de bouillon de légumes

1/2 kg de spaghettis numéro 5

sauce tomate

Préparation

Mettez les lentilles, le laurier et l'eau dans une casserole et portez à ébullition. Cuire à feu doux environ 10 minutes (les lentilles doivent rester bien crues). Retirer du feu, égoutter et retirer la feuille de laurier. Laisser refroidir à température ambiante. Transférez les lentilles et après avoir épluché les champignons hachés, le tout dans un robot culinaire. Ce devrait être une pâte grossière. Pendant ce temps, faites revenir l'ail dans une poêle avec un filet d'huile, puis ajoutez les pâtes aux champignons et aux lentilles. Cuire encore 5 minutes à feu doux en remuant constamment. Déglacez-le avec un peu de vin rouge et laissez-le s'évaporer.

Ajoutez les autres parties liquides (sauce soja et bouillon) et les herbes aromatiques et laissez cuire à feu doux jusqu'à absorption complète du liquide. Retirer du feu et assaisonner de sel et de poivre. Laisser refroidir et pendant ce temps préchauffer le four à 150° (la cuisson au four sera plus lente mais aussi plus légère et plus saine). Formez et façonnez environ 12 boulettes de viande avec vos mains (le nombre dépend de la taille souhaitée). Disposez les boules ainsi formées sur la plaque recouverte de papier sulfurisé et enfournez pendant 40 minutes jusqu'à ce qu'elles soient dorées en les retournant plusieurs fois. Lorsque les pâtes sont cuites et que les boulettes de viande sont prêtes, mélangez le tout dans un grand bol, assaisonnez avec une sauce tomate légèrement épicée (si vous le souhaitez) et servez le plat bien chaud. Bon appétit!

SPÄTZLE DE CITROUILLE AVEC SAUCE POIREAUX ET ARTICHAUTS CROUSTILLANTS

Temps de préparation : 20 minutes

Temps de cuisson : 50 minutes

Portions : 4 personnes

Difficulté : Très facile

ingrédients

400 g de potiron cuit à la vapeur

200 g de pommes de terre vapeur

200 g de farine 00

100 g de lait de soja

200 g de crème végétale

4 poireaux, 4 artichauts moyens

1 gousse d'ail, persil

1 cuillère à café de poudre de muscade

1 verre de vin blanc

Préparation

Faites cuire le potiron coupé en quartiers au four pendant 15 minutes et lorsqu'il est tendre, écrasez-le. Faites bouillir les pommes de terre dans beaucoup d'eau salée puis épluchez-les. Pour commencer à préparer les spätzle, mettez tous les ingrédients refroidis (potiron, pommes de terre, farine, lait de soja, 1 pincée de sel et muscade) dans un mixeur jusqu'à obtenir un mélange homogène que vous laisserez reposer une demi-heure. Parallèlement, nettoyez les artichauts, retirez la barbe et coupez les trois quarts du dessus pour éliminer les pointes et les feuilles les plus coriaces. Coupez-les en fines tranches et placez-les dans de l'eau acidulée au jus de citron. Faire revenir la gousse d'ail hachée et le persil dans une casserole avec de l'huile d'olive extra vierge et faire revenir

Ajoutez les artichauts quelques minutes en mélangeant avec un peu de vin blanc à feu vif : puis baissez le feu pour faciliter la cuisson des artichauts jusqu'à avoir ajouté quelques cuillerées d'eau bouillante et du sel. Prenez maintenant la pâte à spätzle et passez-la au presse-purée. Écrasez directement dans l'eau bouillante salée en coupant les « fils de pâtes » avec un couteau tous les 3 cm environ et en continuant d'écraser. De cette façon, vous obtenez les boulettes à la main ou en utilisant l'outil approprié. Cuire quelques minutes dans beaucoup d'eau salée. Voici comment préparer la sauce aux poireaux en les coupant en fines tranches et en les faisant revenir dans un peu d'huile, du poivre et une pincée de sel. Une fois les spätzle de potiron égouttés, on peut les parfumer quelques minutes avec les poireaux en ajoutant un peu de crème pour les parfumer.

CRÈME DE POIREAUX ET POMMES DE TERRE À L'OIGNON

Temps de préparation : 10 minutes

Temps de cuisson : 30 minutes

Portions : 4 personnes

Difficulté : Très facile

ingrédients

150 g d'oignon

450 g de poireaux

400 g de pommes de terre

250 ml de lait de soja

200 ml de crème fraîche

1 cuillère à café de muscade

1 litre de bouillon de légumes

(obtenu avec un cube de bouillon de légumes)

Préparation

Voici toutes les étapes pour préparer cette crème de poireaux : Il faut d'abord laver l'oignon et le couper finement. Épluchez ensuite les poireaux et coupez uniquement la partie blanche en tranches. Faites revenir les deux légumes dans beaucoup d'huile d'olive dans une assez grande casserole pendant 15 minutes. Ajoutez ensuite le bouillon de légumes et les pommes de terre pelées et hachées. Cuire à feu doux pendant au moins 30 minutes jusqu'à ce que les pommes de terre soient tendres. Passez au mixeur plongeant et ajoutez la crème, le lait et la muscade. Servir maintenant tiède ou chaud, également avec des croûtons et éventuellement un filet d'huile d'olive extra vierge brute. Bon appétit!

CRÈME FROIDE DE CONCOMBRE ET MENTHE

Temps de préparation : 30 minutes

Portions : 4 personnes

Difficulté : Très facile

ingrédients

1 pot et demi de

yaourt de soja nature

½ pot de crème sure végétale

avec 1 cuillère à soupe de jus de citron

½ boîte de feuilles de menthe fraîche

2 oignons verts, 2 gros concombres

1 gousse d'ail

gros sel, poivre blanc

Préparation.

Tout d'abord, coupez les concombres en deux dans le sens de la longueur, retirez les graines et saupoudrez-les de gros sel pour éliminer l'excès d'eau. Laisser reposer sur du papier absorbant pendant 20 minutes. Coupez-les ensuite en morceaux et passez-les au mixeur avec les oignons nouveaux pelés et émincés et les autres ingrédients. Poivrez au goût mais n'ajoutez pas de sel. Peu importe combien vous épluchez les concombres après le traitement au gros sel, ils resteront toujours salés. Mélangez les différents ingrédients jusqu'à obtenir un mélange velouté et homogène. Une fois prêt, il ne vous reste plus qu'à le laisser reposer au réfrigérateur pendant au moins 3 heures. Servir dans des bols ou des verres garnis d'une feuille de menthe et, si désiré, de quelques très fines tranches de concombre. Bon appétit!

SOUPE AU CHOU NOIR

Temps de préparation : 10 minutes

Temps de cuisson : 40 minutes

Portions : 4 personnes

Difficulté : Très facile

ingrédients

150g de chou noir

dépourvu de tiges

1 carotte

2 grosses gousses d'ail

1 oignon jaune et 1 branche de céleri

quelques feuilles de sauge fraîches ou séchées

400 g de haricots cannellini (en conserve)

250 g de pois chiches bouillis en conserve

1 litre de bouillon de légumes

200 g de purée de tomates

1 cuillère à café de sel

Préparation.

Dans une poêle assez grande et profonde, préparez un sauté de carottes, d'oignons, de céleri et d'ail coupés en cubes dans beaucoup d'huile d'olive extra vierge. Faites revenir les légumes à feu doux et pendant ce temps égouttez le liquide de la végétation, écrasez la moitié des haricots cannellini à l'aide d'une fourchette ou d'un mixeur plongeant. Mélangez la purée ainsi obtenue avec les légumes sautés et ajoutez le concentré de tomates et la sauge. Mélangez et laissez cuire quelques minutes.

Versez une louche de bouillon de légumes et poursuivez la cuisson à feu doux pendant 15 minutes. Ajoutez à ce stade le chou noir, les autres haricots et la sauge et laissez cuire à feu doux pendant 2530 minutes en remuant de temps en temps et en ajoutant une louche de bouillon de légumes lorsqu'il est sec. Ajouter les pois chiches égouttés et déjà bouillis et bien mélanger pour mélanger les saveurs. Assaisonnez avec du sel, de l'huile d'olive extra vierge et du poivre noir et servez la soupe bien chaude dans un bol ou une assiette creuse. Bon appétit!

SOUPE D'ÉPEAUTRE

Préparation 15 minutes

Cuisson 1 heure

Pour 4 personnes

ingrédients

200 grammes d'épeautre

150 grammes de haricots borlotti bouillis

200 grammes de tomates pelées

1 carotte, 1 courgette, 1 oignon

150 grammes de pommes de terre

100 grammes de chou

Préparation

Dans une assez grande casserole, en faïence ou en fonte de préférence, faites revenir toutes les herbes et légumes pendant une dizaine de minutes.

avec un filet d'huile d'olive extra vierge et assaisonner de sel. Une fois cette opération préliminaire réalisée, ajoutez à la fourchette les pommes de terre pelées, pelées et coupées en dés ainsi que les tomates pelées et concassées : faites dorer le tout à feu moyen. Remuez de temps en temps pour éviter que les ingrédients ne collent au fond de la casserole et ajoutez une cuillerée de persil haché, les haricots borlotti égouttés et recouvrez le tout d'un litre d'eau ou de bouillon de légumes. Cuire 30 minutes à feu doux. A ce stade, passez au mixeur pour réduire les légumes en une crème onctueuse et veloutée. Au mélange ainsi obtenu, ajouter l'épeautre trempé dans l'eau froide pendant 12 heures, si prévu dans l'emballage, et rincé. Poursuivre la cuisson 20/25 minutes après ébullition. Assaisonnez avec du sel, du poivre et un filet d'huile brute, et servez votre soupe d'épeautre encore fumante. Bon appétit!

SOUPE MISO

Temps de préparation : 10 minutes

Temps de cuisson : 20 minutes

Portions : 4 personnes

Difficulté : Très facile

ingrédients

1 litre d'eau

4 cuillères à café de pâte miso

200 g de tofu naturel (facultatif)

1 oignon, 1 carotte

1 légume à feuilles vertes

(comme le céleri ou les blettes)

un morceau d'algue wakame

2 cuillères à soupe d'huile d'olive extra vierge

1 poignée de shiitake séché

champignons (facultatif)

2 petites pommes de terre

Graines de sésame grillées

Préparation

Après avoir rincé les algues (sèches), il faut les laisser tremper quelques minutes pour les raviver. Préparez un sauté avec l'oignon finement haché cuit à feu doux dans l'huile d'olive. Dès que l'oignon devient doré, versez toute l'eau et portez à ébullition. Ajoutez les algues bien pressées et tranchées le plus finement possible et la carotte coupée en tranches. Laissez cuire environ 1520 minutes à feu moyen, quelques minutes après

En fin de cuisson, ajoutez quelques blettes, épinards ou feuilles de céleri coupées en lamelles. À ce stade, ajoutez la pâte de miso préalablement diluée dans quelques cuillères d'eau tiède mais veillez à ne pas faire bouillir le bouillon car les propriétés nutritionnelles du miso seraient altérées. En fin de cuisson, pour enrichir encore la soupe, nous recommandons d'ajouter le tofu préalablement coupé en cubes en fin ou en début de cuisson, les morceaux de champignons shiitake séchés et les dés de pommes de terre, ou encore les graines de sésame grillées.

SOUPE THAÏLANDAISE AU LAIT DE COCO ET CITRONNELLE

Temps de préparation : 10 minutes

Temps de cuisson : 20 minutes

Portions : 4 personnes

Difficulté : Très facile

ingrédients

1 litre de bouillon de légumes

3 cuillères à soupe de citronnelle haché frais ou séché

300 g de tofu mou haché

1/2 cuillère à café de piment séché

3 gousses d'ail émincées

1 morceau de gingembre frais 5 cm

200 g de champignons shiitake frais

300 g de chou chinois, qui peut être remplacé
avec du brocoli ou des poivrons verts

200 g de tomates cerises

1/2 boîte de lait de coco

1 cuillère à soupe de cassonade

3 cuillères à soupe de sauce soja

1 cuillère à soupe de jus de citron

Préparation

Voyons maintenant les différentes étapes
pour préparer cette savoureuse soupe. Pour
réaliser cette soupe thaïlandaise au lait de
coco et à la citronnelle, prenez d'abord soin
du bouillon de légumes et assurez-vous qu'il
est bon et fort.

Ajouter la poudre de chili séchée, l'ail haché et le gingembre pelé et haché et porter à ébullition. Cuire au moins 5 minutes, il doit être très parfumé. À ce stade, ajoutez les champignons émincés et laissez mijoter 58 minutes à feu doux. À ce stade, ajoutez les tomates cerises et le bok choi et faites bouillir encore 12 minutes. Versez le lait de coco, le sucre, la sauce soja et le jus de citron. Au bout de quelques minutes, baissez à nouveau le feu et ajoutez le tofu. S'il est trop salé ou sucré, ajoutez plus de jus de citron. servir sur la table. Bon appétit!

CARBONARA VÉGÉTARIENNE

Temps de préparation : 10 minutes

Temps de cuisson : 15 minutes

Portions : 4 personnes

Difficulté : Très facile

ingrédients

pour 4 personnes

400 g de spaghetti, 1 courgette

200 ml de crème de soja

1/2 cuillère à café de curcuma

200 g de seitan fumé

1 courgette

100 g de petits pois en conserve ou frais

Préparation

Et maintenant il est temps d'expliquer cette recette étape par étape. Commencez par placer une casserole d'eau froide en feu. Les temps de cuisson des pâtes varient selon le format choisi ; le conseil est d'opter pour les gros spaghettis classiques (n°5, environ 14 minutes de cuisson). Pendant que l'eau bout, versez la crème de soja dans une casserole à part et ajoutez une pincée de curcuma, du sel et du poivre, qui formeront la base (substitut d'œuf) avec laquelle mélanger les pâtes après la cuisson. Pendant ce temps, coupez la courgette en fines tranches et faites-la revenir dans une poêle avec les petits pois avec un filet d'huile. Ajoutez les dés de seitan aux légumes et laissez sur le feu quelques minutes jusqu'à l'obtention du croquant souhaité. Égouttez les pâtes et versez-les dans la casserole en mélangeant bien à l'aide d'un peu d'eau de cuisson. Ajoutez les légumes et la sauce soja et décorez les pâtes d'une pincée de poivre noir et de quelques tranches de courgette.

COUSCOUS KAMUT SAUCE VERTE

Temps de préparation : 10 minutes

Temps de cuisson : 15 minutes

Portions : 4 personnes

Difficulté : Très facile

ingrédients

200 g de couscous

à base de farine de Kamut

2 cuillères à soupe de sauce

soja chinoise Shoyu

2 cuillères à soupe d'huile d'olive

persil haché

2 têtes d'ail hachées

2 oignons nouveaux frais

100 g de tofu haché

2 cuillères à soupe de crème végétale

1 cuillère à café de beurre végétal

2 cuillères à soupe de graines de sésame grillées

Préparation.

Beurrer une casserole avec 2 cuillères à soupe d'huile d'olive, ajouter le couscous et le faire griller. Ajoutez l'eau bouillante et retirez du feu, remuez pendant environ 2 minutes, puis remettez à ébullition pendant 3 minutes et enfin cassez en morceaux à l'aide d'une fourchette. Gardez au chaud en mélangeant avec une cuillère à café de beurre de soja. A part, préparez la sauce verte. Ajoutez les oignons nouveaux et réduisez le tout en crème en ajoutant le tofu déjà écrasé et blanchi, les têtes d'ail, la crème de riz, le shoyu et le persil. Saupoudrer de graines de sésame blanc préalablement grillées. Vous pouvez griller le tofu au lieu de l'écraser. Ce sera tout aussi bon ! Assaisonner le couscous chaud avec la sauce verte et servir. Bon appétit!

TABLE DE LÉGUMES

Temps de préparation : 10 minutes

Temps de cuisson : 20 minutes

Portions : 2 personnes

Difficulté : Très facile

ingrédients

(pour 2 personnes)

150 g de boulgour

300 g d'eau

2 oignons nouveaux frais

8 tomates cerises

1 concombre

le jus d'1/2 citron

persil, menthe, sel

Huile d'olive vierge extra

Préparation

Après avoir cuit le boulgour selon les instructions, laissez-le refroidir et transférez-le dans un grand bol en décortiquant bien les grains. Coupez les légumes frais (oignon nouveau, tomates cerises et concombre) en morceaux et ajoutez-les au boulgour. Versez ensuite le jus de citron ainsi que la menthe et le persil déjà hachés, puis mélangez bien le tout. Ajoutez du sel et de l'huile selon votre goût et remuez à nouveau pour bien mélanger la salade. Une fois préparé, vous pouvez le conserver au réfrigérateur, en laissant le boulgour absorber la saveur des différents ingrédients. Bon appétit!

POMMES DE TERRE CROUSTILLANT

Temps de préparation : 10 minutes

Temps de cuisson : 20 minutes

Portions : 4 personnes

Difficulté : Très facile

ingrédients

1 kg de pommes de terre

1 tige de romarin

3 cuillères à soupe d'huile d'olive

Préparation

D'après la recette, épluchez les pommes de terre et coupez-les en tranches très fines. Prenez ensuite une plaque à pâtisserie et placez maintenant le papier antiadhésif dessus. Placez les pommes de terre, 3 cuillères à soupe d'huile et le romarin dans la poêle pour assaisonner. Il faut faire très attention à bien mélanger le tout avec une cuillère en bois pour répartir uniformément l'huile et le romarin. Chauffez le four à 200 degrés et dès que la température est atteinte, placez la plaque à pâtisserie dans le four. Cuire environ 20 minutes, jusqu'à ce que vous voyiez les pommes de terre dorées. Sortez du four et préparez-vous à déguster vos excellentes pommes de terre au four croustillantes encore chaudes ! Vous pouvez ajouter une pincée de sel selon votre goût. Bon appétit!

SALADE D'AVOCAT ET ORANGES

Temps de préparation : 10 minutes

Temps de cuisson : 40 minutes

Portions : 4 personnes

Difficulté : Très facile

ingrédients

3 avocats mûrs

3 oranges moyennes

2 carottes

2 cuillères à soupe de jus de citron

2 cuillères à soupe d'huile d'olive extra vierge

2 gousses d'ail ou

une cuillère à café de poudre d'ail

2 cuillères à soupe de graines

cumin grillé et haché

Préparation

de la salade. Écrasez l'ail et ajoutez-le au sel, à l'huile, au piment et aux épices pour créer une sauce qui servira de condiment. Préchauffez le four à haute température et placez les carottes pelées et nettoyées dans une casserole avec un peu d'eau froide au fond. Mettre au four et cuire 20 minutes jusqu'à ce que les carottes soient également légèrement dorées. Dans un bol à part, écrasez 1 avocat à la fourchette jusqu'à obtenir une crème onctueuse que vous déposerez sur les carottes. Poursuivez la cuisson au four encore 20 minutes et laissez reposer à température ambiante.

Si le niveau de cuisson est bon, vous devriez avoir une bonne sauce dans la poêle : gardez-la de côté pour le montage des ingrédients et utilisez-la comme vinaigrette. Pendant ce temps, nettoyez les 2 autres avocats et coupez-les en tranches longues et épaisses. Épluchez les oranges, coupez les tranches en deux et placez-les dans un très grand bol où vous ajouterez les carottes, les tranches d'avocat et la sauce à l'ail toute prête. Assaisonner avec de l'huile, du sel, du poivre et une pincée de piment. Bon appétit!

SOUPE D'ORGE RUTABAGA ET LÉGUMES D'HIVER

Temps de préparation : 10 minutes

Temps de cuisson : 50 minutes

Portions : 4 personnes

Difficulté : Très facile

ingrédients

3 l de bouillon de légumes

½ tasse d'orge perlé

2 carottes, 2 panais

2 pommes de terre, 1 rutabaga

1 bouquet de fleurons de brocoli

1 cuillère à café de thym frais haché

1 cuillère à café d'origan frais haché

1 poignée de persil frais haché

Préparation.

Portez le bouillon à ébullition dans une grande casserole à feu vif, ajoutez l'orge déjà rincée plusieurs fois à l'eau froide et trempée 68 heures si demandé sur l'emballage, et après quelques minutes baissez légèrement le feu. Couvrir et cuire 1 520 minutes jusqu'à ce que l'orge soit tendre. À ce stade, portez à nouveau à ébullition et ajoutez tous les autres légumes lavés, pelés et coupés en dés, en commençant par les carottes et les panais, après 10 minutes ajoutez les pommes de terre et le rutabaga et après encore 10 minutes le brocoli. Poursuivez la cuisson encore 15 minutes en remuant de temps en temps et terminez par les herbes hachées sur les plats préparés. Bon appétit!

PÂTES AU BROCOLI

Préparation 15 minutes

Cuisson 10 minutes

Pour 2 personnes

ingrédients

3 1/2 onces de brocoli

2 onces de pâtes courtes

Préparation

C'est très simple et la partie la plus coûteuse est justement de nettoyer le brocoli : il faut sélectionner uniquement les fleurons et après les avoir bien lavés il faut être patient et sélectionner uniquement les fleurs les plus petites. Il restera environ la moitié des 3 onces initiales. Pour le reste, vous aurez également besoin d'un peu d'ail et de poivre sautés dans une poêle que vous pourrez préparer au préalable. Avant même de cuire les pâtes au brocoli et de les réserver, vous en aurez besoin pour faire sauter les pâtes à la fin.

Passons à la cuisson des pâtes, le temps dépend du type de pâtes que vous choisissez. Dans tous les cas, nous recommandons de cuire les pâtes et le brocoli dans la même casserole. Un conseil : les brocolis doivent cuire une dizaine de minutes, si vous constatez que les pâtes que vous avez choisies cuisent plus vite, vous devez les cuire avant les légumes, car évidemment il faut tout égoutter ensemble. Une fois cuits, ajoutez les pâtes et le brocoli dans la poêle avec les légumes sautés. Blanchir quelques minutes en ajoutant un filet d'huile pour éviter que ça colle. Bon appétit!

FLAUS AU BROCOLIS

Temps de préparation : 10 minutes

Temps de cuisson : 25 minutes

Portions : 4 personnes

Difficulté : Très facile

ingrédients

500 g de brocoli

400 g de pommes de terre

1 gousse d'ail

100 ml de lait de soja

chapelure au goût

Préparation

Faites bouillir les pommes de terre, épluchez-les et écrasez-les avec un presse-purée. A part, faites bouillir le brocoli, égouttez-le et écrasez-le dans une assiette avec une fourchette. Ajoutez-les aux pommes de terre et à l'ail émincé, au lait de soja et au poivre. Salez et mélangez jusqu'à obtenir un mélange homogène. Beurrez une plaque à pâtisserie ou un moule à cake et saupoudrez-le d'une légère couche de chapelure. Versez le mélange à l'intérieur et enfournez à four chaud à 180° pendant environ 25 minutes. servir à table, bon appétit !

PÂTES AUX AUBERGINES

Préparation 40 minutes

Cuisson 15 minutes

Pour 2 personnes

ingrédients

2 grosses aubergines

400 grammes de purée de tomates

1 échalote (ou 1/2 oignon)

200 grammes de bio

pâtes de blé dur

Quelques feuilles de basilic

Sel et poivre au goût.

Préparation

Vous devez d'abord nettoyer les aubergines afin d'éliminer le goût amer des légumes et d'en rehausser la saveur pendant la cuisson. C'est une opération qui demande un peu de patience mais qui vaut la peine d'être réalisée pour un résultat final appréciable. Après avoir lavé les aubergines, coupez-les en grosses tranches épaisses et disposez-les dans un bol, une assiette ou une poêle en saupoudrant d'une généreuse poignée de sel. Écrasez-les avec une fourchette et laissez-les reposer 30 minutes afin qu'ils perdent presque entièrement le liquide. Passé ce délai, tamponnez avec un chiffon propre ou du papier absorbant et retirez l'excédent de sel.

À ce stade, vos aubergines sont prêtes à être coupées en cubes et ajoutez-les à l'oignon finement haché dans une grande poêle avec deux cuillères à soupe d'huile d'olive extra vierge. Faites d'abord revenir l'oignon à feu vif et ajoutez immédiatement les aubergines pendant environ 5 minutes. Pour accélérer la cuisson et ne rien brûler, ajoutez un demi-verre d'eau. Au bout de 5 minutes, ajoutez le concentré de tomates et le basilic. Cuire 15 minutes à feu modéré. Pendant ce temps, faites cuire vos pâtes bio et une fois prêtes et égouttées, ajoutez-les à la sauce de cuisson en laissant épaissir. Bon appétit!

PÂTES AUX FLEURS ET COURGETTES

Temps de préparation : 10 minutes

Temps de cuisson : 20 minutes

Portions : 4 personnes

Difficulté : Très facile

ingrédients

300 g de pâtes courtes

13 fleurs de courgettes

300 g de courgettes

10 feuilles de basilic

1/4 de poivre frais

Préparation

Lavez bien les courgettes et coupez-les en cubes. A part, lavez les fleurs, retirez le pistil et coupez-les finement. Pendant ce temps, faites chauffer un filet d'huile avec une pincée de piment dans une poêle antiadhésive et ajoutez les courgettes et laissez cuire environ 5 minutes à feu moyen. ajoutez les fleurs et assaisonnez de sel et de poivre en aromatisant le tout avec les feuilles de basilic entières. Une fois les pâtes prêtes, égouttez-les et faites-les revenir dans la poêle quelques secondes. Bon appétit!

CANNELLONIS VÉGÉTARIENS

Préparation 20 minutes

Cuisson 40 minutes

Pour 4 personnes

ingrédients

500 g de cannellonis sans oeufs

1 kg de pommes de terre

500g d'épinards frais

1,5 kg de purée de tomates

1 oignon nouveau

1 bouquet de persil

1 gousse d'ail

poivre, sel, gingembre

50 g d'amandes hachées

Préparation

Faire bouillir les pommes de terre avec leur peau dans de l'eau salée en les laissant cuire 20 minutes après ébullition ; Après cuisson et une fois refroidies, les pommes de terre peuvent être épluchées et écrasées au presse purée ou à la fourchette. Pendant ce temps, vous pouvez préparer la sauce en mettant 3 cuillères à soupe d'huile d'olive extra vierge dans une casserole avec l'oignon nouveau entier nettoyé et la purée de tomates. Faites cuire à feu doux en ajoutant du sel et du poivre à votre goût. Passons maintenant au remplissage. aux épinards, une fois pelés et sautés dans une poêle avec un filet d'huile, il faut les couper et les hacher. Cependant, les épinards doivent être mélangés à de la purée de pommes de terre, en prenant soin de goûter et d'assaisonner de sel et de poivre. Vous pouvez ensuite ajouter du gingembre râpé et des amandes : ils lui donneront une touche supplémentaire ! Farcir les cannellonis avec la garniture aux pommes de terre et aux épinards et préparer la poêle. Versez 2 louches de sauce au fond et recouvrez de cannellonis. Couvrir d'une couche de sauce. Pour la touche finale, saupoudrez d'amandes concassées et enfournez à 180° pendant 40 minutes. Comme c'est gentil, non ? Bon appétit!

PAELLA VÉGÉTARIENNE

Temps de préparation : 10 minutes

Temps de cuisson : 30 minutes

Portions : 4 personnes

Difficulté : Très facile

ingrédients

pour 4 personnes :

250 grammes de riz ;

2 tranches de tomates ;

125 grammes de petits pois ;

un piment et un

jaune coupé en morceaux;

125 grammes de brocoli ;

1/2 litre de bouillon de légumes

125 grammes de haricots verts hachés ;

4 cuillères à soupe d'huile d'olive extra vierge ;

un oignon tranché ;

2 gousses d'ail écrasées ;

sel, persil et citron;

une pincée de safran.

Préparation

Il faut d'abord faire revenir l'oignon et l'ail dans une grande poêle antiadhésive, puis ajouter les légumes préalablement lavés et coupés en petits morceaux. Laissez cuire environ 5 minutes. Ajoutez ensuite le riz accompagné d'une pincée de sel et de safran.

Mélangez le tout et ajoutez le bouillon de légumes et poursuivez la cuisson environ 18/20 minutes à feu vif jusqu'à ce que le riz soit cuit. Attention : le riz ne doit absolument pas être cuit. Vérifiez bien les temps de cuisson, car la paella au riz trop cuit est l'erreur classique que l'on a tendance à commettre avec cette recette, qui demande toujours un peu d'expertise. Vous pouvez servir en aromatisant la paella avec un peu de persil frais et un filet de citron selon vos goûts personnels. Bon appétit!

RECETTES
DEUXIÈME PLATS

ARTICHAUTS AU FOUR

Temps de préparation : 10 minutes

Temps de cuisson : 40 minutes

Portions : 4 personnes

Difficulté : Très facile

ingrédients

pour 4 personnes :

4 artichauts

150 g de chapelure

2 cuillères à soupe de câpres

2 gousses d'ail

1 bouquet de persil

1 verre de vin blanc sec

1/2 citron

2 cuillères à soupe d'huile d'olive extra vierge

sel et poivre

Préparation

Bien laver les câpres. Au mixeur, émincer l'ail sans la peau et le persil bien lavé et débarrassé des tiges Ajouter la chapelure et assaisonner avec de l'huile, du sel et du poivre. Nettoyez maintenant les artichauts : coupez la tige et retirez les feuilles extérieures coriaces. Coupez en diagonale autour du centre pour enlever les feuilles supérieures avec les épines. Pendant que vous préparez les artichauts, placez-les dans un bol avec de l'eau froide acidulée au jus de citron. Voici nos artichauts au four prêts à être servis ! Pressez les artichauts sur une garniture pour qu'ils s'ouvrent bien et remplissez-les du mélange.

Si nécessaire, retirez les barbes internes (appelées aussi foin ou paille) avec un couteau en coupant à la base de la tige. Faire bouillir 15 minutes dans de l'eau salée jusqu'à tendreté. Remplissez-les bien avec le mélange de chapelure et d'ail. Disposez-les dans un plat allant au four graissé avec de l'huile les uns à côté des autres, afin qu'ils réduisent de volume pendant la cuisson. Si nécessaire, ajoutez plus de sel et saupoudrez d'huile. Versez le vin blanc sur les artichauts. Cuire au four à 150° pendant 40 minutes. Si vous les voyez sécher, ajoutez un verre d'eau à mi-cuisson. Bon appétit!

CROQUETTES DE BARDANE

Temps de préparation : 10 minutes

Temps de cuisson : 40 minutes

Portions : 4 personnes

Difficulté : Très facile

ingrédients:

4 poignées de racines de bardane

1 oignon

1 poignée de persil haché

1 oeuf

1 poignée de chapelure

1 poignée de cornflakes

100 g de beurre de soja

huile d'olive

sel et poivre

Préparation:

Nettoyez soigneusement les racines de bardane, épluchez-les et coupez-les en tranches. Placez les racines dans une très grande casserole et couvrez d'eau froide (2 litres) que vous porterez à ébullition. À ce stade, ajoutez du sel et baissez le feu en laissant cuire encore 25 minutes jusqu'à ce que les racines soient tendres et bien cuites. Égouttez les racines de bardane et passez-les au moulin en assaisonnant de sel et de poivre. Pendant ce temps, faites revenir le beurre et l'oignon finement haché dans une poêle jusqu'à ce qu'ils soient dorés. Éteignez le feu, laissez refroidir puis ajoutez la sauce à la purée de bardane. Continuez à mélanger et ajoutez la chapelure, l'œuf battu et le persil au mélange. Lorsque le mélange est homogène et bien mélangé, formez des boulettes de viande de taille moyenne (5 cm), passez-les dans les cornflakes et faites-les frire dans l'huile bouillante. Un vrai régal!

CROQUETTES DE BROCOLI ET MILLET

Temps de préparation : 10 minutes

Temps de cuisson : 40 minutes

Difficulté : Très facile

ingrédients

pour 15 croquettes :

1/2 tasse de millet décortiqué

1 petit brocoli

3 cuillères à soupe de parmesan végétalien

le Chili

pour la panure :

1 tasse de chapelure

2 cuillères à soupe de parmesan végétalien

1 cuillère à soupe de graines de citrouille écrasées

sel, piment au goût

Préparation.

Après avoir bien lavé et cuit le mil, faites bouillir quelques instants les fleurons de brocoli dans de l'eau salée. Egouttez-les et passez-les sous l'eau froide pour stopper la cuisson. Ajoutez ensuite les légumes et le millet dans un bol et mélangez le tout avec vos mains jusqu'à obtenir un mélange assez souple et homogène auquel vous ajouterez progressivement le parmesan vegan, du sel, du poivre, du piment et un peu d'eau pour dissoudre le mélange, et le rendre plus réalisable et doux. Prélevez une petite portion de pâte et façonnez-la avec vos mains pour former des boulettes de taille moyenne en prenant soin de bien les tasser de chaque côté.

Préparez la panure dans un moule à part où vous roulerez les croquettes individuellement avant de les déposer sur un moule tapissé de papier. Huiler légèrement à l'aide d'un pinceau ou d'un spray de cuisine et cuire à 180° pendant environ 25/30 minutes. S'il vous reste quelques brocolis, vous pouvez servir vos croquettes sur une base de crème de brocoli vegan préparée avec l'ajout de pommes de terre bouillies, d'un demi oignon, d'un bouillon de légumes, de sel et de poivre. Nos croquettes de brocoli et de millet sont un véritable délice pour le palais, faciles à préparer, digestes et adaptées à toutes les occasions.

EMPANADAS VÉGÉTARIENNES

Temps de préparation : 10 minutes

Temps de cuisson : 40 minutes

Portions : 4 personnes

Difficulté : Très facile

ingrédients

1 rouleau de pâte feuilletée

1 paquet de flocons de muscle de blé

3 petits poivrons verts

100 g d'olives vertes dénoyautées

1 cuillère à soupe de pignons de pin

1 cuillère à soupe de raisins secs

1 oignon, 1 gousse d'ail

2 cuillères à café de mélange de cumin,
paprika et poudre de piment

Huile d'olive vierge extra

Préparation.

Pour la garniture, faites revenir l'oignon émincé dans une poêle avec l'ail et les poivrons en lamelles et laissez mijoter une dizaine de minutes à feu doux. Ajouter le muscle de maïs émietté et ½ tasse d'eau, en poursuivant la cuisson jusqu'à ce que l'eau soit complètement absorbée. Ajoutez ensuite les olives hachées, les pignons de pin et les raisins secs, trempés dans un verre d'eau tiède pendant 15 minutes et égouttés. Et enfin, ajoutez les épices (mesurez les quantités selon vos goûts personnels). Pour les empanadas, étalez la pâte feuilletée et découpez des cercles avec un verre renversé. Placez une cuillerée de farce au centre de chacun et fermez hermétiquement en appuyant sur les bords sur lesquels vous avez passé l'eau, en les immergeant. Les parcelles - en forme de croissant - seront cuites à 180° pendant environ 20 minutes.

CHILI VÉGÉTARIEN

Temps de préparation : 10 minutes

Temps de cuisson : 20 minutes

Portions : 6 personnes

Difficulté : Très facile

ingrédients

400 grammes de flocons de soja

un oignon; un demi poivron rouge;

un demi poivron jaune;

800 grammes de pulpe de tomate ;

250 grammes de haricots rouges

cannelle moulue, paprika et cumin;

un petit poivron rouge ;

sel et poivre noir au goût ;

Huile d'olive vierge extra.

Préparation

La première chose à faire est de réhydrater les flocons de soja en les versant dans une casserole et en les recouvrant d'eau. Cuire jusqu'à absorption de l'eau, puis laisser refroidir puis retirer l'excédent d'eau. Pendant ce temps, vous pouvez préparer les légumes sautés : lavez et coupez l'oignon en fines tranches, et lavez et coupez en dés les poivrons et le piment, après avoir retiré les graines. Versez ensuite l'huile dans une poêle et ajoutez d'abord l'oignon, puis les légumes, ainsi que le soja, en faisant revenir quelques minutes. Ajouter la pulpe de tomate, parfumer avec les épices (une pincée de cannelle, cumin, paprika, sel et poivre) et laisser cuire environ une demi-heure en ajoutant un peu d'eau ou de bouillon de légumes si nécessaire. A ce stade, vous pouvez également ajouter les haricots noirs pour terminer la cuisson.

DÉLICIEUX

HAMBURGER

AUX LÉGUMES

Préparation 20 minutes

Cuisson 2 minutes

Pour 3 personnes

ingrédients

3 pommes de terre rouges

moyennes cuites à la vapeur

1/4 d'un petit chou cuit à la vapeur

250 grammes de pois chiches bouillis

une poignée de ciboulette

une cuillerée de sel

un brin de persil

Préparation

Après avoir fait bouillir et cuit à la vapeur les pommes de terre, les pois chiches et le chou, passez-les au moulin et placez-les dans un grand bol. Salez et ajoutez le persil et la ciboulette ciselée. Mélangez bien le tout jusqu'à obtenir un mélange lisse et onctueux. Laisser refroidir quelques minutes et procéder à la création des burgers, qui doivent avoir environ un centimètre et demi d'épaisseur. Faites chauffer quelques cuillères à soupe d'huile dans une poêle antiadhésive et placez-y les burgers végétariens pendant 12 minutes, juste le temps qu'ils soient bien dorés des deux côtés. Servez vos burgers végétariens maison avec une tendre salade de laitue bio et de tomates cerises.

TACOS VÉGÉTARIENS AUX HARICOTS NOIRS

Temps de préparation : 10 minutes

Temps de cuisson : 20 minutes

Portions : 4 personnes

Difficulté : Très facile

ingrédients

1 boîte de haricots noirs

1 oignon

6 champignons

1 gousse d'ail

½ poivre

½ cuillère à soupe de cumin

¼ cuillère à café de poivre rose

4 dosettes à tacos

Préparation.

Préparez les ingrédients en coupant l'oignon, l'ail, les champignons et le poivron en tranches et en égouttant les haricots. Versez le tout dans la poêle après avoir fait chauffer l'huile en prenant soin d'ajouter les champignons peu après les autres ingrédients. Cuire environ 5 minutes en remuant de temps en temps. Ajoutez ensuite les haricots noirs petit à petit pour qu'ils ne collent pas et poursuivez la cuisson jusqu'à ce qu'ils soient bien tendres. Pendant ce temps, commencez à chauffer la dosette à tacos dans une poêle peu profonde ou sur un gril. Une fois la sauce cuite, il ne vous reste plus qu'à remplir les gousses en ajoutant quelques feuilles de salade ou de roquette à l'intérieur.

QUESADILLAS VÉGÉTARIENNES

Préparation 20 minutes

Cuisson 10 minutes

Pour 4 personnes

ingrédients

8 tortillas à la farine de maïs ou de blé

400 grammes de haricots noirs (en conserve)

100 grammes de fromage végétalien par

pâtes dures comme l'Edamer ou le Gouda

1 poivron rouge

1 oignon rouge

1 cuillère à soupe de paprika

1 cuillère à soupe de graines de cumin

1 cuillère à soupe de coriandre

Préparation

Lavez et coupez les poivrons en grosses lanières, graissez-les et faites-les cuire à la plancha ou au four puis placez-les dans un sac plastique pendant 10 minutes, vous pourrez ainsi retirer la peau si vous ne le souhaitez pas. Dans un bol, écrasez les haricots noirs déjà cuits jusqu'à obtenir une purée, de préférence légèrement humide, et ajoutez les poivrons grillés et le fromage vegan râpé. Mélangez bien le tout. Ajoutez l'oignon haché, le paprika et le cumin ainsi que les graines de coriandre broyées au mortier. Assaisonnez de sel et de poivre selon votre goût. Enfin, faites chauffer les tortillas dans une poêle antiadhésive avec couvercle. Apportez à table un bol avec la garniture et un panier couvert avec des tortillas, afin que chacun puisse remplir ses propres quesadillas. Facile, non ?

FALAFEL, BOULETTES VÉGÉTARIENNES

Temps de préparation : 20 minutes

Temps de cuisson : 20 minutes

Portions : 4,6 personnes

Difficulté : Très facile

ingrédients

500 g de pois chiches en conserve

3 ou 4 gousses d'ail

2 oignons moyens

50 g de persil frais

1 cuillère à café de poudre de cumin

½ cuillère à café de bicarbonate de soude de sodium en poudre

Préparation.

frottez bien entre vos mains pour enlever les films transparents dans lesquels ils sont enveloppés. Une fois bien égoutté, vous devez mélanger avec l'oignon, l'ail et le persil au mixeur jusqu'à obtenir un mélange souple auquel vous ajouterez ensuite le cumin, le bicarbonate de soude et le sel. La façon dont vous mélangez la pâte est très importante pour éviter qu'elle ne se fende lorsque vous la faites frire dans l'huile chaude. Vous pouvez utiliser un mixeur ou un hachoir à viande. Il suffit d'une minute de mixeur multi-étapes pour obtenir la bonne consistance avec des petits morceaux. N'oubliez pas que nous ne faisons pas de purée de pommes de terre, elle ne doit pas être trop lisse. Une fois que tout est bien mélangé, versez le mélange dans un bol qui servira à donner la consistance nécessaire.

Ajoutez maintenant les épices : poudre de coriandre, cumin, piment, sel et bicarbonate de soude. Je recommande si vous utilisez de la coriandre fraîche de bien la sécher avant de la hacher pour éviter que les falafels ne se brisent au contact de l'huile bouillante. Il faut ensuite laisser le tout reposer au réfrigérateur pendant au moins une demi-journée. Ensuite, vous pouvez préparer la poêle avec l'huile pour procéder à la friture, en faisant des boulettes de viande d'un diamètre de 35 cm avec le mélange obtenu. Faites revenir les boulettes de viande après avoir fait chauffer l'huile et, une fois dorées, séchez-les bien avec du papier absorbant. Vous pouvez les accompagner de légumes frais.

OMELETTE VÉGÉTARIENNE
SANS OEUFS

Temps de préparation : 10 minutes

Temps de cuisson : 10 minutes

Portions : 4 personnes

Difficulté : Très facile

ingrédients

pour 6 personnes.

3 cuillères à soupe de farine de pois chiches

1 cuillère à soupe de fécule de maïs

1 échalote, sel

Huile d'olive vierge extra

1 verre de lait de riz

thym ou marjolaine

Préparation.

Pour la pâte, mélangez la farine de pois chiches avec la fécule de maïs tamisée et le lait de riz (si c'est trop liquide ajoutez un peu de farine, si c'est trop grumeleux ajoutez un peu de lait) ; Salez et mélangez pour éviter la formation de grumeaux, puis laissez reposer environ une demi-heure. Puis émincez et faites revenir l'échalote dans une poêle avec un filet d'huile ; ajoutez les herbes aromatiques (thym ou marjolaine) dès que l'échalote commence à dorer et laissez reposer encore une minute, puis versez la pâte déjà préparée. Et voilà, l'omelette vegan sans œufs est servie !

AMIS AÎNÉS

Temps de préparation : 10 minutes

Temps de cuisson : 10 minutes

Portions : 12 crêpes

Difficulté : Très facile

ingrédients

4 tasses d'inflorescence à nouveau

fleur de sureau ouverte

4 cuillères à soupe de farine 00

1 œuf entier

3,5 dl d'eau

huile d'olive

sel

Préparation

Pour la pâte, mélangez la farine, l'œuf et l'eau dans un bol. Trempez chaque inflorescence de sureau en la tenant par la tige, laissez égoutter l'excédent de pâte et faites-la revenir dans beaucoup d'huile bouillante jusqu'à ce qu'elle soit dorée. Une fois prêts, séchez vos beignets de sureau sur une feuille de papier absorbant, coupez la tige et assaisonnez de sel selon que vous souhaitez les utiliser en entrée, en entrée ou en dessert. Si vous souhaitez également faire frire les brindilles avec les inflorescences, faites-les bouillir dans de l'eau bouillante, renouvelez l'eau deux fois et ajoutez-les aux fleurs dans la même pâte.

SALADE DE POIS CHICHES ET ROQUETTE AVEC VINAIGRETTE AU CITRON

Temps de préparation : 10 minutes

Temps de cuisson : 10 minutes

Portions : 4 personnes

Difficulté : Très facile

ingrédients

1/3 tasse d'huile d'olive extra vierge

3 cuillères à soupe de jus de citron

1 cuillère à soupe d'aneth frais haché

1 gousse d'ail hachée finement

sel de mer brut,

et poivre noir fraîchement moulu

3 bottes de roquette, parées et hachées

1 boîte de pois chiches, rincés et égouttés

1 poivron jaune coupé en fines tranches

Préparation

Cela n'a jamais été aussi simple puisque les ingrédients sont pratiquement tous utilisés crus. La seule chose que vous devrez préparer séparément est la vinaigrette au citron que vous obtiendrez en mélangeant vigoureusement l'huile, le jus de citron, l'aneth, l'ail, le sel et le poivre dans un bol à part. À ce stade, ajoutez le poivre, les pois chiches (les haricots blancs conviennent également) et la roquette à la sauce et mélangez pour parfumer le tout. Le dressage, très simple et rapide, idéal pour les très chaudes journées d'été mais une bonne idée même si l'on a peu de temps pour cuisiner toute l'année. Que pensez-vous?

SALADE D'ÉPEAUTRE AUX TOMATES ET POIS

Temps de préparation : 10 minutes

Temps de cuisson : 40 minutes

Portions : 4 personnes

Difficulté : Très facile

ingrédients

300 g d'épeautre perlé

250 g de petits pois (cuit à la vapeur)

20 g de ciboulette

200 g de tomates cerises

Préparation.

Après avoir fait bouillir beaucoup d'eau, faites bouillir l'épeautre pendant au moins 40 minutes en remuant souvent pour qu'il colle, égouttez-le al dente après environ 15 minutes de cuisson puis laissez-le refroidir à température ambiante. En même temps, il faut placer la vinaigrette d'épeautre dans un grand bol : placer les tomates cerises lavées et coupées, tranchées ou coupées en dés, la ciboulette ciselée et les petits pois préalablement bouillis, et verser également un filet d'appoint huile d'olive vierge. À ce stade, une fois que l'épeautre est également prêt et refroidi, il peut être ajouté à la sauce ; puis mélangez bien et servez ce plat froid. Idéale en été lorsqu'il fait très chaud, cette recette de salade d'épeautre aux tomates cerises et petits pois est parfaite comme plat végétarien.

SALADE DE HARICOTS VERTS AVEC QUINOA ET CAROTTES RÔTIES

Temps de préparation : 10 minutes

Temps de cuisson : 30 minutes

Portions : 4 personnes

Difficulté : Très facile

ingrédients

450 g de haricots verts

2 tasses de quinoa

1/2 tasse de raisins secs

1/2 tasse de noix

8 carottes

2 oignons

2 cuillères à soupe d'huile d'olive extra
vierge

1/2 tasse de graines de grenade

Préparation.

Et maintenant avec la recette étape par étape
de cette salade. Chauffer le four à 200° et
laver et nettoyer les haricots verts en
coupant les extrémités. Faire bouillir dans
l'eau bouillante salée pendant 1 minute puis
retirer à l'aide d'une écumoire : placer le
quinoa lavé dans la même eau. Cuire environ
15 minutes à feu vif ou jusqu'à ce que de
petites « queues » apparaissent dans les
grains. Pendant ce temps, lavez les carottes
et épluchez-les à la mandoline. Coupez-les
ensuite en tranches pas trop fines et placez-
les dans un bol.

Assaisonner les carottes avec 2 cuillères à soupe d'huile et bien mélanger. Étalez sur la plaque à pâtisserie recouverte de papier sulfurisé et enfournez pendant 78 minutes jusqu'à ce que les bords s'enroulent. Enfin, égouttez le quinoa, versez-le dans un grand saladier, et ajoutez les différents ingrédients : les haricots verts, les carottes, les raisins secs (les tremper 5 minutes dans une tasse d'eau chaude), les noix, grillées de préférence 5 minutes. minutes dans une poêle sans ajouter d'huile - et les oignons coupés en tranches, ajoutez enfin les graines de grenade.

SALADE DE CHAMPIGNONS ET ÉPINARDS CHAMPIGNON CRUS

Temps de préparation : 10 minutes

Temps de cuisson : 0 minutes

Portions : 4 personnes

Difficulté : Très facile

ingrédients

250 g de champignons de Paris

200 g de pousses d'épinards (s'il vous plaît utilisez des salades molles)

50 mg de yaourt végétal nature

1 cuillère à soupe de moutarde forte ou douce

2 cuillères à soupe d'huile

d'olive extra vierge

Préparation.

Afin de ne pas perdre l'arôme et la saveur délicate des champignons, il est recommandé de les nettoyer en les frottant doucement avec un chiffon. Une fois nettoyés, coupez les champignons en fines tranches en essayant de ne pas les casser, puis lavez les épinards. Pour assaisonner la salade vous pouvez préparer une sauce à base de yaourt végétal et de moutarde, qui est également très simple : versez la moutarde et l'huile dans un bocal, et assaisonnez de sel et de poivre selon votre goût ; bien mélanger pour rendre la sauce homogène. Pour servir, vous pouvez présenter la salade dans des bols individuels avec la sauce à part avec quelques quartiers de citron et demander aux convives de l'assaisonner ensuite seulement avec la sauce à leur goût.

SALADE DE LENTILLES RIZ AVEC OIGNON CARAMÉLISÉ

Temps de préparation : 10 minutes

Temps de cuisson : 50 minutes

Portions : 4 personnes

Difficulté : Très facile

ingrédients

275 g de riz

500 g de lentilles

100 g de raisins secs

4 oignons blancs, finement tranchés

100 g de pignons de pin

1 cuillère à café de cumin moulu

1/2 cuillère à café de coriandre (facultatif)

1/4 cuillère à café de curcuma

1 pincée de poivre noir

1/4 cuillère à café de paprika (facultatif)

Préparation.

Placez les lentilles dans une grande casserole et, après les avoir lavées et trempées (si nécessaire), remplissez-les d'eau froide jusqu'à ce qu'elles soient couvertes. Faire bouillir pendant 15 minutes et ajouter le riz et 1 cuillère à soupe d'huile d'olive. Vous devrez peut-être ajouter plus d'eau. Poursuivez ensuite la cuisson encore 20/25 minutes, en ajoutant également les épices sauf la coriandre, jusqu'à ce que le riz et les lentilles soient « al dente » car ils ne doivent pas être mous. Puis égouttez bien et mettez le tout dans un grand bol. Pendant ce temps, dans une petite poêle, faites chauffer un filet d'huile végétale (pas d'olive) à feu très doux, et lorsqu'il grésille, commencez à caraméliser les oignons émincés en fines tranches (environ 20 minutes) jusqu'à ce qu'ils deviennent brun foncé (attention à ne pas les brûler). Ajoutez ensuite les pignons de pin et les raisins secs déjà trempés. eau tiède pour les raviver et mélanger pendant 5 minutes. Éteindre le feu. Retirez l'excès d'huile. Maintenant tout est prêt pour composer le plat : mélangez le riz et les lentilles avec la moitié des oignons et les pignons de pin, puis saupoudrez le tout avec le reste d'oignons et décorez de coriandre. Bon appétit!

ROULEAUX CAVAGE ET POIS CHICHES

Temps de préparation : 10 minutes

Temps de cuisson : 10 minutes

Portions : 6 personnes

Difficulté : Très facile

ingrédients

200 g de tofu

3 cuillères à soupe de farine 00

4/5 cuillères à soupe de chapelure

1 gousse d'ail

100 grammes de légumes mélangés bouillis

200 grammes de pois chiches bouillis

100150 cl de lait de soja

1 chou

Préparation

Commençons par la préparation de la garniture pour laquelle il faut mélanger et hacher tous les ingrédients pour obtenir un mélange moelleux et homogène : s'il est trop liquide, ajoutez un peu de chapelure. Laissez reposer le mélange pendant environ une demi-heure et pendant ce temps lavez les feuilles de chou et laissez-les sécher dans une casserole avec un peu d'eau à feu doux. Égoutter et déposer les feuilles dans une assiette. Vous pouvez ensuite passer à l'étape suivante en remplissant les feuilles avec la garniture préalablement préparée et en fermant les rouleaux avec des cure-dents. Enfin, placez les rouleaux dans une poêle avec un filet d'eau et un filet d'huile d'olive extra vierge et faites cuire environ 10 minutes (jusqu'à ce que l'eau se soit évaporée). Bon appétit!

RATATOUILLE DE LÉGUMES

Temps de préparation : 10 minutes

Temps de cuisson : 10 minutes

Portions : 3 personnes

Difficulté : Très facile

ingrédients

2 tasses de courgettes coupées en dés

2 tasses d'aubergines coupées en dés

1 oignon coupé en dés

3 tasses de tomates cerises

1/4 tasse d'huile d'olive

2 gousses d'ail émincées

5 tomates séchées hachées

1 cuillère à soupe de concentré de tomate

1 cuillère à soupe d'herbes séchées

basilic frais haché

persil frais haché

Préparation

Vous devez préchauffer le four à 400 degrés. Dans un bol, mélangez les dés de courgettes, les aubergines, l'oignon et les tomates cerises. Dans un autre bol, mélanger l'huile d'olive, l'ail émincé, les tomates séchées, la pâte de tomates et 1 cuillère à soupe d'oignon haché. Ajoutez à ce stade les herbes aromatiques, le sel et le poivre. Ajouter le mélange aux légumes et bien mélanger. Tapisser une plaque à pâtisserie d'une feuille de papier sulfurisé. Répartissez les légumes uniformément dans l'assiette. et cuire au four pendant 45 minutes en mélangeant les légumes à mi-cuisson. Si vous le souhaitez, vous pouvez cuire les spaghettis, les égoutter encore al dente et les assaisonner de ratatouille rôtie, de basilic frais et de persil.

PAIN DE VIANDE AUX LÉGUMES MAISON

Préparation 20 minutes

Cuisson 1 heure

Pour 4 personnes

ingrédients

300 grammes de pommes de terre

1 poireau

100 grammes d'épinards

2 carottes

1 gousse d'ail

1 oignon, 2 œufs moyens

200 grammes de pain complet rassis

200 grammes de fromage végétalien

3 cuillères à soupe de chapelure

1 pincée de muscade

1/2 verre de vin blanc sec

Huile d'olive vierge extra

Préparation

Après avoir tranché le poireau, faites-le revenir dans une poêle avec l'ail, l'oignon émincé et deux cuillères à soupe d'huile d'olive extra vierge. Pendant ce temps, faites bouillir les pommes de terre et les épinards, et une fois prêts, ajoutez-les au poireau. Après avoir laissé tremper le pain rassis quelques minutes, pressez-le et mixez-le au mixeur avec les légumes, les œufs et la muscade. Assaisonner de sel et de poivre et mélanger avec le fromage haché. Formez avec le mélange obtenu une pâte compacte qui vous donnera la forme d'un pain de viande. Couvrir de chapelure de chaque côté et continuer à pétrir et façonner le pain de viande.

Faire dorer quelques minutes dans la poêle, baisser le feu et continuer à dorer en ajoutant le vin blanc à mi-cuisson, jusqu'à ce que le vin soit évaporé. Astuce : dès que vous voyez se former une croûte croustillante et dorée, recouvrez le pain de viande d'eau, couvrez-le avec le couvercle et laissez cuire à feu doux pendant environ 1 heure. Votre pain de viande aux légumes est prêt. Laissez refroidir 10/15 minutes et servez chaud. Le succès est garanti, même auprès des plus petits !

POMMES DE TERRE À LA VAPEUR FARCIES À LA CRÈME DE POIS CHICHES ET CÂPRES

Temps de préparation : 10 minutes

Temps de cuisson : 10 minutes

Portions : 16 pièces

Difficulté : Très facile

ingrédients

220 grammes de pois chiches cuits

8 petites pommes de terre

4 cuillères à soupe de câpres salées

1/3 citron

1/2 gousse d'ail

Préparation

Après avoir épluché les pommes de terre, vous devez les diviser en deux et les laisser cuire à la vapeur jusqu'à ce qu'elles deviennent tendres mais sans se casser. En attendant la cuisson, vous pouvez procéder à la préparation de la crème avec laquelle farcir les pommes de terre : mélangez les câpres avec les pois chiches, le jus de citron, l'ail, l'huile d'olive extra vierge et un peu d'eau si nécessaire, puis ajoutez plus d'huile pour que la crème devient homogène. Préparez ensuite les pommes de terre vapeur en retirant la partie centrale qui sera remplie de la crème de pois chiches et câpres déjà préparée. servir à table, bon appétit !

BOULETTES VÉGÉTARIENNES SAUCE TOMATE ET BASILIC

Préparation 20 minutes

Cuisson 10 minutes

Pour 4 personnes

ingrédients

400 grammes de pommes de terre

300 grammes d'épinards

100 grammes de petits pois

1 oignon, 1 carotte

100 ml de lait végétal

100 grammes de fromage

blé à la présure végétale

350 grammes de purée de tomates

1 pincée de basilic séché

Préparation

Lavez les pommes de terre et faites-les bouillir dans de l'eau salée. Réduisez les pommes de terre en purée et ajoutez les épinards préalablement bouillis, égouttés et pressés. Astuce : vous pouvez également utiliser l'eau de cuisson des épinards pour cuire les petits pois pendant 5 minutes. Dans une poêle antiadhésive, faites chauffer un peu d'huile d'olive extra vierge et préparez l'oignon et la carotte sautés. Faites frire le mélange d'épinards et de pommes de terre ici, ajoutez les petits pois et le poivre en remuant constamment pendant environ 3 minutes.

Ajoutez le parmesan et le lait au mélange obtenu et mélangez bien le tout. Après avoir préparé les boulettes de viande, en travaillant bien avec vos mains, faites cuire la sauce tomate avec le basilic séché et utilisez-la comme base pour garnir le plat. Faites frire les boulettes de viande obtenues dans l'huile de graines et après les avoir égouttées, disposez-les sur le lit de sauce en garnissant de paprika et de quelques feuilles de basilic frais. Votre deuxième plat végétarien est prêt à être servi ! Un plat savoureux et sain, celui des boulettes de viande végétariennes sauce tomate et basilic, qui satisfera les convives les plus exigeants.

BOULETTES DE POIS CHICHES ET SÉSAME

Préparation 20 minutes

Cuisson 20 minutes

Pour 4 personnes

ingrédients

1 tasse de pois chiches déjà cuits

100 grammes d'amandes hachées

1/2 gousse d'ail

1 zeste de citron

100 grammes de chapelure (également mélangée

avec 3 cuillères à soupe de graines de sésame)

1 pincée de sel et de poivre

2 cuillères à soupe d'huile d'olive extra vierge

Préparation

Dans un mixeur, hachez les pois chiches, les amandes et l'ail et assaisonnez de sel et de poivre. A part, écrasez la pomme de terre à la fourchette et mélangez le tout jusqu'à obtenir une pâte assez molle et compacte. Assaisonnez avec un peu de zeste de citron et formez des boules d'environ 3 cm de diamètre. Une fois prêtes, enrobez les boulettes de viande de chapelure nature ou mélangée à des graines de sésame et faites-les cuire dans une poêle avec beaucoup d'huile chaude jusqu'à ce qu'elles soient dorées. Alternativement, pour une version plus légère, enfournez à 180° pendant environ 20 minutes en retournant les boulettes à mi-cuisson. servir sur la table.

BOULETTES D'AUBERGINES

Préparation 20 minutes

Cuisson 30 minutes

Pour 4 personnes

ingrédients

1 kg d'aubergines

3 cuillères à soupe de farine de riz

150 grammes de chapelure

1 gousse d'ail

1 brin de persil

Préparation

Lavez les aubergines et coupez-les en cubes. Blanchir au moins 10 minutes dans de l'eau salée. Laissez-les s'égoutter pour qu'ils attirent toute l'eau. Prenez le pain rassis et placez-le dans une bassine avec de l'eau

pour le ramollir, puis pressez-le et émiettez-le. Mettez les aubergines, le pain, l'ail et un filet d'huile dans un mixeur et mixez jusqu'à obtenir une purée. Ajoutez du sel, du poivre, du persil haché et 3 cuillères à soupe de farine de riz, qui serviront à rendre la purée plus consistante et plus facile à travailler. Formez les boulettes avec vos mains et si le mélange est encore trop liquide, ajoutez un peu plus de farine. Enrobez les boulettes de viande de chapelure puis déposez-les sur la plaque à pâtisserie. Cuire 30 minutes à 175°. Vos boulettes d'aubergines sont prêtes ! Vous pouvez les servir tièdes ou, si vous préférez, même froids.

SUSHI VÉGÉTARIEN

Temps de préparation : 10 minutes

Temps de cuisson : 30 minutes

Portions : 4 personnes

Difficulté : Très facile

ingrédients:

1 morceau de radis rouge

250 g de tofu

2 cuillères à soupe de raisins secs

Préparation.

Lavez bien le riz à l'eau froide 67 fois, en rinçant pour éliminer l'amidon. Cela le rendra plus collant et les sushi resteront « composés ».

Laissez le riz reposer dans l'eau pendant au moins 15 minutes, puis égouttez-le et laissez-le reposer encore 15 minutes avant de le faire bouillir avec de l'eau. Couvrez simplement le riz, couvercle fermé, jusqu'à ce qu'il soit complètement absorbé. Si j'avais un moulin à riz, ce serait parfait... Une fois le riz cuit, laissez-le refroidir dans un récipient non métallique recouvert d'un chiffon humide pour éviter qu'il ne se dessèche. puis coupez finement le radicchio rouge après l'avoir bien lavé. Vous pouvez faire frire le tofu strié dans beaucoup d'huile ou le laisser cru, pendant que vous laissez tremper les raisins secs puis les presser. Vous pouvez préparer à la fois des Uzumaki à un seul ingrédient et des futomaki à plusieurs ingrédients.

Déroulez les algues et ajoutez d'abord le riz
et aplatissez en laissant une bande
découverte au sommet d'environ 0,5 cm.
Placez ensuite au centre une bande de
chicorée hachée et une bande de bâtonnets
de tofu, saupoudrez de raisins secs. Enroulez
les algues à l'aide du tapis et fermez bien.
Coupez alors des tranches de 34 cm
d'épaisseur avec un couteau trempé dans de
l'eau acidulée pour ne pas casser les algues et
faire glisser le riz gluant. Bref, il ne vous
reste plus qu'à essayer et avec une certaine
habileté vous parviendrez à créer
d'incroyables sushis végétaux qui rivalisent
avec les vrais !

TARTE POMMES DE TERRE ET AGRETTI

Temps de préparation : 20 minutes

Temps de cuisson : 30 minutes

Portions : 6 personnes

Difficulté : Très facile

Ingrédients:

450 g d'agretti

1,5 kg de pommes de terre à chair jaune

200 g de ricotta végétale

2 œufs, sel

Huile d'olive vierge extra

Préparation

Lavez et nettoyez les agretti à l'eau froide ; faire bouillir dans de l'eau bouillante salée pendant quelques minutes;

Une fois cuits, égouttez-les et laissez-les refroidir. Rincez les pommes de terre et placez-les dans une casserole remplie d'eau froide, portez à ébullition et faites cuire jusqu'à ce qu'elles soient tendres ; puis égouttez-les et laissez-les refroidir. Épluchez les pommes de terre et utilisez un presse-purée pour les écraser directement dans un grand bol ; ajoutez ensuite les œufs et le sel en mélangeant le tout avec une spatule et en obtenant ainsi une purée moelleuse. Ajoutez la ricotta aux agretti et mélangez-les dans un bol. Placer les 3/4 de la purée totale dans une poêle préalablement huilée, en nivelant la surface et en recouvrant les bords. Versez le mélange d'agretti et de ricotta sur le fond de purée. Le reste de la purée pour décorer la surface de la tarte selon vos envies. Cuire au four environ 30 minutes à 180°. Une fois cuit, laisser refroidir quelques minutes avant de servir.

PIZZA VÉGÉTARIENNE

Temps de préparation : 4,10 minutes

Temps de cuisson : 20 minutes

Portions : 4 personnes

Difficulté : Très facile

ingrédients

00 farine 500 g, eau 300 ml

huile d'olive extra vierge 35 g, sel 10 g

levure de bière fraîche 5 g

Pour l'assaisonnement :

1 poivron rouge, 1 poivron jaune

2 courgettes, 1 oignon

aubergine ronde 1

Sel et poivre au goût.

chapelure au goût

purée de tomates 500 g

huile d'olive extra vierge au goût, origan au goût

Préparation

de la pâte pour votre pizza végétarienne aux légumes, commencez par dissoudre la levure dans un récipient avec de l'eau à température ambiante. Versez la farine dans un autre bol puis commencez à ajouter l'eau en pétrissant avec les mains. Avant de verser toute l'eau, salez les pâtes. Continuez ensuite le pétrissage jusqu'à obtenir un mélange homogène. Une fois l'huile ajoutée, vous pouvez la transférer sur une surface pour faciliter le traitement. Continuez à pétrir vigoureusement pour que tous les ingrédients se mélangent et que la pâte soit homogène.

Lorsque la masse ne colle plus à vos mains et est si lisse, donnez-lui la forme typique d'un pain et laissez-la reposer dans le bol. Au bout d'environ 10 minutes, prenez la pâte et, après lui avoir donné une forme sphérique, recouvrez-la d'un linge humide et laissez-la lever pendant environ 4 heures. Passé cette attente, la pâte aura doublé de volume et sera donc prête à être étalée. Versez un peu de farine sur le plan de travail pour vous aider à travailler. Aplatissez ensuite et étalez la pâte en vous aidant si vous le souhaitez d'un rouleau à pâtisserie. Une fois que vous avez donné la forme de la poêle, placez-la dessus après l'avoir graissée avec un filet d'huile. Vous pouvez maintenant vous occuper de l'assaisonnement. Après avoir nettoyé les légumes, coupez-les en petits morceaux.

Faites ensuite revenir l'oignon nettoyé dans une poêle avec un filet d'huile. Au bout de quelques minutes, ajoutez les légumes et poursuivez la cuisson en couvrant la poêle. Au bout d'environ 10 minutes, en remuant de temps en temps, éteignez le feu et laissez refroidir les légumes. Pendant que vous les laissez refroidir, prenez soin de la purée de tomates. Assaisonner avec de l'huile, du sel et de l'origan et verser sur la pizza. vous serez maintenant prêt à assaisonner votre pizza avec les légumes préparés. Une fois couvert, enfournez à 250° pendant environ 20 minutes et il sera alors prêt à être dégusté.

PIZZA ROUGE VÉGÉTARIENNE

Temps de préparation : 10 minutes

Temps de cuisson : 40 minutes

Portions : 4 personnes

Difficulté : Très facile

ingrédients

Pour l'assaisonnement :

purée de tomates 400 g

1 oignon, carottes 200 g

1 aubergine, 1 piment

poivron jaune 1

courgettes 3

basilic au goût

Huile d'olive vierge extra

et ça monte juste assez

Préparation

Commencez par hacher grossièrement les légumes et assaisonnez le tout avec un filet d'huile. Passez ensuite la sauce dans une casserole et enfournez à 200° pendant environ 20 minutes jusqu'à ce qu'elle soit flétrie. Passé ce temps, ajoutez du sel à la sauce. Versez le concentré de tomates sur la pizza déjà étalée et enfournez à 250° pendant environ 20 minutes. Avant de terminer la cuisson, vous pouvez ajouter les légumes et les laisser au four avec la pizza pour les dernières minutes. Après cuisson, votre pizza végétarienne sans mozzarella sera prête à être servie avec quelques feuilles de basilic. Bon appétit!

HAMBURGER VÉGÉTARIEN

Difficulté : faible

Temps de préparation : 15 minutes

Doses pour : 2 personnes

Ingrédients:

400 g de tofu

600 g de yaourt grec végétal

450 g de pois chiches bouillis

2 aubergines, 2 courgettes

2 carottes, 2 oignons

chapelure

curry et paprika doux

pain de seigle

2 tomates, laitue

Préparation

Tout d'abord, coupez 8 disques égaux dans le pain de seigle et hachez-les. Coupez maintenant l'aubergine en cubes et faites-la revenir dans une poêle avec un filet d'huile et une pincée de sel. Mélangez avec le tofu, 3 cuillères à soupe de yaourt, les pois chiches, l'oignon émincé, le curry, sel et poivre. Ajoutez quelques cuillères à soupe de chapelure au mélange. Transférez le tout dans un emporte-pièce, pressez-le et formez 4 burgers. Beurrez les burgers avec un filet d'huile et faites-les cuire sur une plaque chauffante. À ce stade, coupez la carotte, la courgette et le poivron en très petits cubes ; mélangez-les avec le reste du yaourt avec du sel, du poivre, un filet d'huile et 1 cuillère à café de paprika. Étalez la sauce sur 4 tranches de pain. Farcir les burgers de laitue et de tranches de tomates. Couvrez avec le reste de pain et votre burger végétarien est prêt à servir. Bon appétit!

ROULEAUX DE LÉGUMES

Difficulté : faible

Temps de préparation : 15 minutes

Doses pour : 4 personnes

Ingrédients:

2 courgettes

1 carotte

1 branche de céleri

1/2 fenouil

1 radis

radis rouge

300 grammes de ricotta

30 g d'amandes

Préparation

Dans un bol, mélangez la ricotta jusqu'à obtenir une crème onctueuse. A part, hachez les amandes. Ajoutez les amandes à la crème. Coupez ensuite les courgettes à la mandoline pour obtenir des lanières très fines. Roulez chaque tranche de courgette en petits cylindres et remplissez chacun de ricotta. Coupez les carottes et le céleri en lanières, à l'aide d'une mandoline, coupez le fenouil en fines lanières et enfin le radicchio et le radis en quartiers. Disposez les légumes au centre des rouleaux et servez sur une planche à découper en ajoutant enfin une décoration de menthe fraîche au goût.

CRUMBLE AUX LÉGUMES

Difficulté : faible

Temps de préparation:

1 heure et 25 minutes

Doses pour : 2 personnes

Ingrédients:

125 g de poivrons rouges

120 g d'aubergines

100g de courgettes

120 g de beurre végétal

100 g de farine 00

curcuma, menthe

thym, basilic

Préparation

Lavez et nettoyez le poivron, puis coupez-le en petits morceaux. Huiler un plat allant au four et disposer les morceaux de poivrons sur le fond. Coupez les courgettes en rondelles après avoir retiré les extrémités et ajoutez-les au poivron. Procédez de la même manière pour les aubergines et assaisonnez le tout avec du sel et de l'huile, en mélangeant et en enrichissant avec l'ajout d'herbes aromatiques. Préparez maintenant le crumble. Travaillez ensemble la farine, le beurre froid et le curcuma jusqu'à obtenir un mélange friable. Cuire les légumes au four préchauffé à 200° pendant environ 25 minutes, puis émietter dessus et remettre au four encore 25 minutes. Servir le crumble bien chaud.

SALADE DE QUINOA
AUX LÉGUMES

Difficulté : faible

Temps de préparation : 20 minutes

Doses pour : 2 personnes

Ingrédients:

150 g de quinoa

6 tomates cerises

2 courgettes

1/2 oignon rouge

persil

poudre de curcuma

Huile d'olive vierge extra

Préparation

Faites cuire le quinoa dans l'eau bouillante pendant environ 15/20 minutes. A part, coupez les tomates cerises en petits morceaux et l'oignon en fines tranches. Coupez les courgettes en cubes et faites-les revenir dans une poêle avec de l'huile d'olive extra vierge et une goutte d'eau. pendant environ 10 minutes. Faites ensuite revenir le quinoa cuit dans la poêle pendant quelques minutes en ajoutant les tomates cerises, l'oignon et les courgettes cuites, en mélangeant le tout avec une pincée de curcuma. Servir chaud ou froid. Bon appétit!

ESCALOPES D'AUBERGINES

Difficulté : facile

Temps de préparation : 30 minutes

Doses pour : 4 personnes

Ingrédients:

Aubergines noires : 500 gr

Huile de graines : au goût

Eau : 75 ml

Chapelure : 25 g

Farine de maïs : 25 g

Poivre et sel : au goût

Farine de pois chiches 50 g

Gros sel : au besoin

Préparation

Lavez les aubergines et coupez-les en 12 tranches assez épaisses. Disposez-les sur une ficelle

égouttez-les, saupoudrez-les de gros sel et laissez-les égoutter 1 heure. Lavez bien chaque tranche pour éliminer l'excès de sel. Faites chauffer beaucoup d'huile de graines dans une casserole. Versez la farine de pois chiches et l'eau dans un bol, puis mélangez, salez et poivrez. Versez la chapelure et la farine de maïs dans un autre bol et mélangez. Prenez les tranches d'aubergines et plongez-les une à une dans l'eau et la pâte de pois chiches. Puis aussi dans la pâte avec la farine de maïs. Passez à la deuxième panure. Battez les œufs dans un bol et plongez-y les tranches puis enrobez-les de chapelure. répétez cette procédure deux fois pour chaque tranche. Disposez les tranches sur une plaque à pâtisserie recouverte de papier sulfurisé. Vérifiez que l'huile est à une température de 170°C et faites frire vos escalopes d'aubergines. Une fois prêts, disposez-les sur du papier absorbant puis servez-les.

SALADE DE PÂTES FROIDE

Difficulté : facile

Temps de préparation : 20 minutes

Doses pour : 4 personnes

Ingrédients:

Pâtes au goût : 380 gr

Carottes : 2

Tomates cerises : 100 gr

Olives vertes et noires : 100 gr

Artichauts : 50 g

Champignons à l'huile : 50 gr

Basilic : au goût

Huile d'olive extra vierge : au goût

Sel au goût

Préparation

Préparez une casserole d'eau salée et faites cuire les pâtes. Lavez les carottes, épluchez-les et coupez-les en cubes. Coupez les tomates cerises en 4 et disposez-les dans un saladier avec les artichauts, les champignons, les olives hachées et le basilic. Égouttez les pâtes et passez-les sous l'eau froide, mélangez-les avec les autres ingrédients et ajoutez l'huile et le sel. Votre salade est prête à être servie. Bon appétit!

CORDON BLEU DE SOJA

Difficulté : facile

Temps de préparation : 20 minutes

Doses pour : 12 pièces

Ingrédients:

Soja déshydraté : 1 verre

Farine complète : 1 verre

Bouillon de légumes : au goût

Huile d'olive extra vierge : au goût

Ail en poudre : 1 pincée.

Préparation

Faire bouillir le bouillon de légumes avec le soja déshydraté pendant 5 minutes, puis laisser refroidir. Ajoutez la farine de soja, un filet d'huile, le sel, le poivre et l'ail. Vous pouvez enrichir votre mélange avec des épices à votre convenance. Mélangez les ingrédients et formez des disques de 20 cm. Trempez les disques dans la chapelure et faites-les revenir dans une poêle avec beaucoup d'huile. servir à table, bon appétit.

CAVIAR D'AUBERGINES

Difficulté : facile

Temps de préparation:

1 heure et 20 minutes

Doses pour : 4 personnes

Ingrédients:

Aubergines rondes : 1 kg

Ail : 1 gousse

Jus de citron : 1/2 citron

Paprika doux : 1 cuillère à café

Menthe : 4 feuilles

Huile d'olive vierge extra

huile : 2 cuillères à soupe

Sel au goût

Préparation

Lavez les aubergines et faites cuire au four statique pendant 1 heure à 180°C. A la sortie du four, épluchez-les et retirez la pulpe. Placer la pulpe dans une passoire et, à l'aide d'une cuillère, presser pour permettre à l'excès de liquide de s'écouler. Mettre la pulpe, l'ail écrasé et l'huile dans un mixeur. Ajoutez le sel et la menthe, puis mixez le tout jusqu'à obtenir un mélange lisse. Transférez le tout dans un bol, pressez le jus de citron à l'intérieur et mélangez. Enfin, ajoutez le paprika et mélangez au fouet pour incorporer tous les ingrédients. Votre caviar est prêt à être servi. Bon appétit!

ASPERGES ET OIGNONS DANS UNE POÊLE

Difficulté : facile

Temps de préparation : 30 minutes

Doses pour : 2 personnes

Ingrédients:

Oignon blanc : 1

Asperges : 500 g

Bouillon de légumes : 200 ml

Huile d'olive extra vierge :

1 cuillère à soupe

Sel et poivre au goût

Préparation

Prenez l'oignon et épluchez-le puis coupez-le en tranches de 4 mm. Lavez les asperges, retirez la partie blanche et grattez en prenant soin de ne pas toucher les pointes. Retirez les points et coupez le reste des asperges en lanières. Faites chauffer le bouillon de légumes dans une casserole. Mettez l'huile, l'oignon et le sel dans une poêle antiadhésive et faites revenir l'oignon. Ajoutez les asperges, salez, poivrez et une louche de bouillon. Faites cuire le tout pendant 12 minutes. Votre plat est prêt à être servi. Bon appétit!

KORBALE AU FOUR

Difficulté : facile

Temps de préparation : 40 minutes

Doses pour : 2 personnes

Ingrédients:

Chou-rave : 1

Huile d'olive extra vierge : au goût

Sel et poivre au goût

Chapelure : 3 cuillères à soupe

Préparation

Tout d'abord, nettoyez le chou-rave et coupez-le en tranches de 3 mm. Blanchir les tranches dans une poêle avec un filet d'huile. Huiler une plaque à pâtisserie et y déposer les tranches de chou, puis saupoudrer de poivre. Saupoudrer de chapelure et d'huile, puis enfourner à 180°C pendant 20 minutes. servir à table, bon appétit !

COURGETTES FARCIES VÉGÉTARIENNES

Difficulté : facile

Temps de préparation : 1 heure

Doses pour : 8 pièces

Ingrédients:

Courgettes : 4

Chapelure : 100 gr

Tomates séchées : 85 g

Oignons rouges : 50 g

Thym : 6 feuilles

Huile d'olive extra vierge : au goût

Sel et poivre au goût

Préparation

Lavez les courgettes et retirez les extrémités, puis coupez-les dans le sens de la longueur et retirez la pulpe. Faites attention à ce qu'ils ne se cassent pas.

Coupez la pulpe en petits morceaux.
Nettoyez l'oignon nouveau et coupez-le en
fines tranches. Préparez et faites chauffer un
filet d'huile dans une poêle antiadhésive et
faites revenir l'oignon nouveau pendant 5
minutes. Ajoutez les courgettes, salez et
poivrez et poursuivez la cuisson 10 minutes.
Versez les dés de chapelure dans un mixeur
et faites-les griller. Une fois les courgettes
prêtes, hachez-les au mixeur et ajoutez-les à
la chapelure dans un récipient. Égoutter et
couper les tomates séchées, puis les ajouter
dans le bol avec les courgettes et la chapelure
et enfin ajouter le thym. Mélanger jusqu'à ce
que le mélange soit homogène. Votre
mélange est prêt, à ce stade remplissez les
courgettes pour qu'elles deviennent
compactes. Disposez le tout sur une plaque à
pâtisserie recouverte de papier sulfurisé puis
enfournez à 200°C pendant 25 minutes.
servir à table, bon appétit !

GRATIN ASPERGES

Difficulté : facile

Temps de préparation : 30 minutes

Doses pour : 4 personnes

Ingrédients:

Asperges : 1 kg

Beurre végétal : 50 gr

Chapelure : au goût

Sel au goût

Préparation

Nettoyez vos asperges, attachez-les en bottes et faites-les bouillir dans une casserole avec beaucoup d'eau salée. Faites attention à ce que les pointes dépassent. Cuire 10 minutes. Préparez une plaque à pâtisserie et graissez-la. Faites fondre le beurre et versez-le sur les asperges que vous avez placées dans la poêle, puis ajoutez la chapelure. Préréglez le four à 200°C et laissez cuire 10 minutes. Vos asperges sont prêtes à être servies. Bon appétit!

RECETTES D'ACCOMPAGNEMENT

SALADE VERTE

Temps de préparation : 10 minutes

Temps de cuisson : 0 minutes

Doses pour 2 personnes :

Ingrédients:

2 tasses de mélange de salade verte

1 tomate moyenne, coupée en quartiers

1/2 concombre, coupé en tranches

1/4 oignon rouge, tranché

2 cuillères à soupe d'huile d'olive extra vierge

Jus de citron (facultatif)

Sel au goût

Poivre noir fraîchement moulu au goût

Préparation:

Lavez bien le mélange de salade verte et séchez-le avec une serviette. Dans un grand bol, mélanger le mélange de salade verte, les quartiers de tomates, les tranches de concombre et l'oignon rouge tranché. Assaisonner avec de l'huile d'olive extra vierge, du jus de citron (le cas échéant), une pincée de sel et du poivre noir fraîchement moulu. Mélangez bien le tout et servez immédiatement la salade verte.

Valeurs nutritionnelles (par portion) :

Calories : 150 kcal

Matière grasse : 10 g

Protéine : 2 g

Glucides : 10 g

LÉGUMES RÔTIS

Temps de préparation : 20 minutes

Temps de cuisson : 20-30 minutes

Doses pour 2 personnes :

Ingrédients:

200 g de légumes mélangés (par exemple, carottes, pommes de terre, poivrons, courgettes)

2 cuillères à soupe d'huile d'olive extra vierge

Sel au goût

Poivre noir fraîchement moulu au goût

Herbes fraîches (facultatif)

Préparation:

Préchauffer le four à 200°C. Lavez et coupez les légumes en morceaux de taille similaire.

Dans un grand bol, mélanger les légumes hachés, l'huile d'olive extra vierge, une pincée de sel et un peu de poivre noir moulu. et des herbes fraîches (si vous en utilisez). Mélangez bien le tout pour répartir uniformément l'huile et les épices. Disposez les légumes sur une plaque à pâtisserie recouverte de papier sulfurisé. Cuire au four statique pendant environ 20 à 30 minutes ou jusqu'à ce que les légumes soient dorés et tendres. Sortez les légumes rôtis du four et servez chaud.

Valeurs nutritionnelles (par portion) :

Calories : 200 kcal

Matière grasse : 15 g

Protéine : 5 g

Glucides : 20 g

SALADE DE HARICOTS

Temps de préparation : 15 minutes

Temps de cuisson : 40 minutes

(si vous utilisez des haricots secs)

Doses pour 2 personnes :

Ingrédients:

200 g de haricots blancs (séchés ou en conserve)

1 tomate moyenne, coupée en dés

1/2 oignon rouge, haché

1 poivron vert, coupé en dés

1/4 tasse d'huile d'olive extra vierge

2 cuillères à soupe de jus de citron

1 cuillère à soupe de vinaigre balsamique

Sel au goût

Poivre noir fraîchement moulu au goût

Préparation:

Si vous utilisez des haricots secs, rincez-les et faites-les tremper dans l'eau froide pendant au moins 8 heures. Cuire les haricots dans l'eau bouillante pendant environ 40 minutes ou jusqu'à ce qu'ils soient tendres. Égouttez les haricots et laissez-les refroidir. Dans un grand bol, mélanger les haricots cuits, les dés de tomate, l'oignon rouge haché, le poivron vert coupé en dés. Assaisonner avec de l'huile d'olive extra vierge, du jus de citron, du vinaigre balsamique, une pincée de sel et du poivre noir moulu. Mélangez bien le tout et servez immédiatement la salade de haricots.

Valeurs nutritionnelles (par portion) :

Calories : 400 kcal

Matière grasse : 15 g

Protéine : 20 g

Glucides : 50 g

SALADE DE CHOU DE MILAN

Temps de préparation : 15 minutes

Temps de cuisson : 5 minutes

Doses pour 2 personnes :

Ingrédients:

200 g de chou de Milan finement haché

1 pomme verte, coupée en fines tranches

1/2 carotte, râpée

1/4 tasse de pacanes hachées

2 cuillères à soupe d'huile d'olive extra vierge

1 cuillère à soupe de jus de citron

1 cuillère à soupe de vinaigre de cidre de pomme

Sel au goût

Poivre noir fraîchement moulu au goût

Préparation:

Dans un grand bol, mélanger le chou de Milan finement haché, la pomme verte tranchée finement, la carotte râpée et les noix de pécan hachées. Assaisonner avec de l'huile d'olive extra vierge, du jus de citron, du vinaigre de cidre de pomme, une pincée de sel et du poivre noir moulu. Mélangez bien le tout et servez immédiatement la salade de choux.

Valeurs nutritionnelles (par portion) :

Calories : 300 kcal

Matière grasse : 20 g

Protéine : 10 g

Glucides : 30 g

SALADE DE QUINOA

Temps de préparation : 15 minutes

Temps de cuisson : 15 minutes

Doses : 2 personnes

Ingrédients:

1 tasse de quinoa rincé

2 tasses d'eau

1/2 tasse de tomates cerises, coupées en deux

1/4 tasse de concombre, coupé en dés

1/4 tasse de feta émiettée

2 cuillères à soupe d'olives noires dénoyautées et coupées en tranches

2 cuillères à soupe d'huile d'olive extra vierge

1 cuillère à soupe de jus de citron

1/2 cuillère à café d'origan séché

Sel au goût

Poivre noir fraîchement moulu au goût

Préparation

Rincez le quinoa sous l'eau courante pour éliminer la saponine. Dans une casserole moyenne, mélanger le quinoa rincé et l'eau. Portez à ébullition, puis réduisez le feu, couvrez et laissez cuire 15 minutes, ou jusqu'à ce que le quinoa ait absorbé tout le liquide et que les pousses ne soient plus visibles. Retirez la casserole du feu et laissez reposer le quinoa 5 minutes avec le. couvercle toujours fermé. Remuer le quinoa avec une fourchette pour séparer les grains. Dans un grand bol, mélanger le quinoa cuit, les tomates cerises coupées en deux, le concombre coupé en cubes, la feta émiettée et les olives noires coupées en rondelles.

Assaisonner avec de l'huile d'olive extra vierge, du jus de citron, de l'origan séché, du sel et du poivre noir fraîchement moulu. Mélangez bien le tout et servez immédiatement. Valeurs nutritionnelles (par portion) :

Calories : 400 kcal (environ)

Matière grasse : 15 g

Protéine : 15 g

Glucides : 50 g

CONCLUSION

Merci d'avoir exploré "Régime Végétarien 2025". Nous espérons que les informations et les recettes contenues dans ce livre vous ont inspiré et guidé vers un voyage alimentaire plus sain, éthique et durable. Nous avons essayé de vous fournir un aperçu complet et pratique des bienfaits du régime végétarien, accompagné de conseils utiles pour l'intégrer facilement dans votre quotidien. Adopter un régime végétarien n'est pas seulement un choix personnel qui affecte positivement votre santé, mais c'est aussi un acte de responsabilité envers notre planète. En réduisant votre consommation de produits d'origine animale, vous contribuez à préserver les ressources naturelles, à réduire la pollution et à promouvoir le bien-être animal. Nous espérons que les 100 délicieuses recettes, conseils pratiques et informations nutritionnelles fournis dans ce livre vous ont équipé

Il est nécessaire de faire des choix alimentaires éclairés et de profiter pleinement des bienfaits d'un régime végétarien. Demande de révision Vos commentaires sont extrêmement importants pour nous. Si vous avez trouvé « Régime Végétarien 2025 » utile et intéressant, nous vous invitons à laisser un avis. Vos avis nous aident à améliorer et à créer un contenu de plus en plus utile et pertinent pour nos lecteurs. De plus, vos avis peuvent aider d'autres personnes à découvrir les avantages d'un régime végétarien et à faire des choix alimentaires éclairés. Parlez-nous de votre expérience : quelles recettes avez-vous le plus aimé ? Quels conseils avez-vous trouvé les plus utiles ? Comment le choix d'adopter un régime végétarien a-t-il affecté votre vie ?

Vos paroles peuvent faire la différence et inciter les autres à suivre un chemin similaire. Merci encore d'avoir lu "Régime Végétarien 2025". Nous espérons que ce livre vous a donné la motivation et les connaissances dont vous avez besoin pour adopter un mode de vie plus sain et plus durable. Bonne chance dans votre voyage vers le bien-être et la durabilité.

[KLARLOCK]

www.ingramcontent.com/pod-product-compliance
Lightning Source LLC
Chambersburg PA
CBHW061032250726
48653CB00001B/55